中医入门读物小丛书

本草备要

清·汪　昂◎著辑

郑金生◎整理

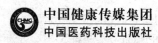

中国健康传媒集团

中国医药科技出版社

图书在版编目（CIP）数据

本草备要 /（清）汪昂著辑；郑金生整理 . —北京：中国医药科技出版社，2019.3

（中医入门读物小丛书）

ISBN 978 - 7 - 5214 - 0732 - 7

Ⅰ. ①本… Ⅱ. ①汪… ②郑… Ⅲ. ①本草 - 中国 - 清代 Ⅳ. ①R281. 3

中国版本图书馆 CIP 数据核字（2019）第 020658 号

美术编辑　陈君杞
版式设计　南博文化

出版　**中国健康传媒集团** | 中国医药科技出版社

地址　北京市海淀区文慧园北路甲 22 号

邮编　100082

电话　发行：010 - 62227427　邮购：010 - 62236938

网址　www. cmstp. com

规格　889×1194mm $^1/_{32}$

印张　6 $^1/_4$

字数　221 千字

版次　2019 年 3 月第 1 版

印次　2021 年 3 月第 2 次印刷

印刷　三河市万龙印装有限公司

经销　全国各地新华书店

书号　ISBN 978 - 7 - 5214 - 0732 - 7

定价　17. 80 元

内容提要

　　汪昂（1615—1695?），字讱庵，安徽休宁人。初习儒，后专致于将浩繁渊博的医理、方药典籍去粗取精，由博返约，为临床医家提供深入浅出、实用便捷的必读基础书。他编写的《本草备要》《医方集解》《素问灵枢类纂约注》均不胫而走，脍炙人口。

　　《本草备要》是一部临床实用药学著作，初刊于 1683 年，增订于 1694 年。

　　《本草备要》针对前代本草存在繁简失当等弊病，萃取历代本草精华、精心编排文字，使《本草备要》文约指博、好读便用。全书精选良药，突出良效。收药 479 味（含常用食物药），绝大多数皆为临床常用药。该书多数药物体例是从其性味、归经入手，剥茧抽丝，推导功效和主治。议药方法则将药、病结合，既注意因药推原病因，因病辨析药性。还经常采用谚语、警句、冠以名号等方式表述药性功效，以便加强记忆。此外，该书还介绍了许多治疗大法、用药技巧等名言，帮助读者抓住要法、灵活用药。

　　由于该书选药精良，繁简得当，贴切临床，实用性强，自问世后一直受到后世医家推崇，至今仍是中医药院校学生学习中药知识的必备诵读之物，也可供中医临床人员参阅。

　　书末增加了拼音索引，便于读者查阅。

初刊本原叙

　　医学始于《内经》，药品始于《本经》。药性之于医，特其一端耳，而生杀反掌，匪细故也。桐、雷而下，考其性，正其用，广其数，详其义，历数十百家，宜亦无余蕴矣。然皆偏有所长。求其词句雅炼、意旨该明，不简不繁、体裁合节者，则未之数见也。汪子讱庵，予之至交也。少长宫墙，逾壮厌薄制举，遂自逸以老。然经史百家，靡不殚究，而于岐黄之书为尤嗜。盖以刀圭家鲜能探讨，而养生者又不可以不知也。予交讱庵久，尊酒论文之暇，辄及医旨，殆于其间有玄解乎？近以本草一帙示予，盖荟蕞诸家，而手自裁定者也。名曰《备要》，征序于予。予知其非以予言重，以予稍解此中意旨耳。夫本草大者，莫如《纲目》，谓其类多而难穷也；小本莫如《汤液》，又未免失之稍略。即余小刻医学五种，其一为《本草十剂》，盖推徐氏之说而扩充之，但与《方解》相表里，而于婴儿、疡科药则未之及。兹本精于搜逸，严于树裁，于《汤液》则补其阙略，于《纲目》则汰其繁芜，益以《经疏》诸书，使义类昭著，文约而指博，以云"备要"，亶其然乎！是书行世，则从来诸家别刻，皆可废览矣。嗟乎！使讱庵得行其志，将跻民生于仁寿。其见诸事功者，曷止如是。今伏处衡茅，仅著方书以寄意，然其惓惓博济之心则一也，是则讱庵之为讱庵也夫。

康熙癸亥夏月眷同学弟陈丰拜撰　　陈丰之印　来章印

初刊本原自叙

医学之要，莫先于切脉。脉候不真，则虚实莫辨，攻补妄施，鲜不夭人寿命者。其次则当明药性，如病在某经当用某药，或有因此经而旁达他经者。是以补母泻子，扶弱抑强，义有多端，指不一定。自非兼贯博通，析微洞奥，不但呼应不灵，或反致邪失正。先正云"用药如用兵"，诚不可以不慎也。古今著本草者，无虑数百家。其中精且详者，莫如李氏《纲目》，考究渊博，指示周明，所以嘉惠斯人之心，良云切至。第卷帙浩繁，卒难究殚。舟车之上，携取为艰。备则备矣，而未能要也。他如《主治指掌》《药性歌赋》，聊以便初学之诵习。要则要矣，而未能备也。近如《蒙筌》《经疏》，世称善本。《蒙筌》附论，颇著精义。然文拘对偶，辞太繁缛，而阙略尚多；《经疏》发明主治之理，制方参互之义，又著简误以究其失，可谓尽善。然未暇详地道、明制治、辨真赝。解处偶有傅会，常品时多芟黜，均为千虑之一失。余非岐黄家，而喜读其书。三余之暇，特为诸家本草，由博返约，取适用者凡四百品，汇为小帙。某药人某经、治某病，必为明其气味、形色所以主治之由，间附古人畏恶兼施、制防互济、用药深远之意，而以土产、修治、畏恶附于后，以十剂宣、通、补、泻冠于前。既著其功，亦明其过。使人开卷了然，庶几用之不致舛误。以云备则已备矣，以云要则又要矣。通敏之士，由此而究图焉。医学之精微，可以思过半矣。题曰《本草备要》，用以就正于宗工焉！

康熙癸亥夏月休阳讱庵汪昂题于延禧堂　讱庵　汪昂之印

成裕堂本序

延禧堂医书成，家切庵先生命予序其后。予病谫陋，愧未能也。会孙云韶太史致书于兄，有良医良相之誉，予为推广其说而言曰：医之与相，功诚相埒，非臆说也。粤稽盛世，择揆定辅，调燮阴阳，保合太和。建久安长治之谟，于以泽被民生，功留奕世，史册朗然。迨至末纪，党同伐异，营私害公，以致民生憔悴，盗贼繁兴，谁之咎也？唯医亦然。高明之家，审阴阳，详虚实，培元气于未衰，起沉疴于将毙。著书立说，流传后世。如张仲景、刘河间、朱丹溪、李东垣诸书，至今家弦户诵。若夫庸流，阴阳不知，虚实罔审；南辕北辙，药石妄投。语云"学医人费"，亦可慨也！予兄切庵先生，英质异授，积学深功。少攻制举，宗工来国士之知；长多著述，海内共大儒之慕。缘以沧桑，遂甘泉石。每曰：帖括浮名，雕虫小技。纵邀虚誉，无裨实功。唯医一道，福庇最长。于是博采群书，遐稽往册。集前人之长，成一家之说。《素灵类纂》第壹函也。去其呑僻，采其菁英。分门别类，既不患于寻求；约注明解，又复昭其意义。岐黄一书，顿开生面矣。第二函曰《医方集解》。详加减，分经络，治一病必究其病之由来，用一药必详其药之用力。丝分缕析，纲举目张。兼之服药于未病之前，治病有弗药之用。真有方而具无方之妙也。第三函曰《本草备要》，字无泛设，括千百于一二言中；意可旁通，藏众多于鲜少幅内。理必宗于前贤，意不让其浮夸。以云"备要"，诚备要矣！读此三书，真良医良相之有同功，而寿国寿世之无异辙矣。予于是不觉振铎而告世曰：寿国者，主持国事，留心民瘼，奠金瓯以巩固，奉玉烛以长调，相之任也；寿世者，春台侑物，池水生尘，民无夭札之年，国多台耉之老，医之责也。生其时者，优游化日，永享太平。含哺鼓腹，仰答圣天子笃念民生日昃不遑之至意，讵不盛哉！则此三书，其为郅隆之世之一助也，又奚疑焉？

时康熙三十三年夏愚弟桓拜序　　汪恒之印　　伐檀□□

增补本草备要叙

言之可贵而足以垂后者，必性命之文也。其次则经济之文也。余于圣学，既无所窥，又六经、四子之书，灿如星日，即汉疏、宋注，且有遗讥，况余愚瞀凡民，安敢以管蠡仰测高深也哉！性命之文，吾无及矣。若经济之文，必须见诸实事，方能载诸简编。余少困棘闱，壮谢制举，长甘蓬荜，终鲜通荣。经济之文，吾无望焉耳！至于词章诗赋，月露风云，纵极精工，无裨实用。扬子所谓雕虫篆刻，壮夫不为，不其然乎！窃谓医药之书，虽无当于文章巨丽之观，然能起人沉疴，益人神智，弱可令壮，郁可使宽。无关道脉，而能有助刚大之形躯；不系政刑，而实有裨生成之大德。言不堕绮语之障，用有当施济之仁。群居饱食之余，或可以愧小慧而胜犹贤也乎！是用寄意此中，思以寿世。初则谓医学与堪舆不同，堪舆当有秘奥，天机不欲轻泄。若医集所以济生救疾，自应无微不阐，无隐不彰，恣意极言，不遗余蕴。及泛览诸书，惟《灵》《素》《难经》、仲景、叔和、奥衍弘深，不易究殚。自唐宋而下，名家百氏方书，非不灿陈，而义蕴殊少诠释。如本草第言治某病某病，而不明所以主治之由；医方第云用某药某药，而不明所以当用之理。千书一律，开卷茫如。即间有辨析病源、训解药性者，率说焉而不详，语焉而不畅。医理虽云深造，文字多欠通明，难以豁观者之心目。良用怃然，不揣固陋，爰采诸家之长，辑为《本草备要》《医方集解》二编。理法全宗古人，体裁更为创制。本草则字笺句释，仿传注之详明；医疗则诠症释方，兼百家之论辨。书分两帙，用实相资。要令不知医之人，读之了然，庶裨实用。两书甫出，幸海内名贤颇垂鉴许。今本草原刻，字已漫灭，特再加厘订，用酬世好。抑世尚有议余药味之简者，余惟《歌赋》《汤液》，药仅二百四十种，拙集广至四百种，不为少矣。如食物仅可充口腹，僻药非治所常需者，安能尽录？盖既取其备，又欲其要，应如是止也。兹因重梓，更增备而可用者约六十品，聊以厌言者之口，仍不碍携者之艰。苟小道之可观，倘不至致远之恐泥也乎！

　　　　康熙甲戌岁阳月休宁八十老人讱庵汪昂书于延禧堂

增订本草备要凡例

——注本草者，当先注病症。不然，病之未明，药于何有？从前作者罕明斯义，第云某药入某经治某病而已。浅术视之，盖茫如也。唯李氏《纲目》，裒集诸家，附著论说，间及病源。《经疏》因之，释药而兼释病，补前人之未备，作后学之指南。兹集祖述二书，更加增订。药性病情，互相阐发，以便资用。若每处皆释，则重复烦琐，反生厌渎。故前后间见，或因药论辨，读者汇观而统会之可也。

——药品主治，诸家析言者少，统言者多。如治痰之药，有治燥痰者，有治湿痰者，诸书第以除痰概之；头痛之药，有治内伤头痛者，有治外感头痛者，诸书唯言治头痛而已。此皆相反之症，未可混施。举此二端，其余可以类推矣！又每药之下，止言某病宜用，而不言某病忌用，均属阙略。兹集并加详注，庶无贻误。

——每药先辨其气味形色，次著其所入经络，乃为发明其功用，而以主治之症，具列于后。其所以主治之理，即在前功用之中，不能逐款细注，读者详之。

——徐之才曰：药有宣、上升下行曰宣。通、补、泻、涩、滑、燥、湿、湿即润也。轻、重十种，是药之大体，而《本经》不言，后人未述。凡用药者，审而详之，则靡所遗失矣。今为分阐，以冠于诸药之首。此十剂也。陶弘景加寒、热二剂，兹不具述。然本集燥剂，即陶氏之热剂，通剂乃徐氏之燥。道之可观，而寒剂则多寓于泻剂也。

——药品主治，已注明入某脏某腑者，则不更言入某经络，以重复无用也。

——药品稍逊遐僻者，必详其地道形色。如习知习见之药，则不加详注。

——阴阳、升降、浮沉，已详于"药性总义"中，故每品之下，不加重注。

——主治要义及诸家名论用"○"，病症用"△"，药名汤头用"＿"。顶上十剂用"○"。

药内间附古方，便人施用。如方药俱全者，则于方名加"＿"。如有方无药者，则方名不用"＿"。

——药目次第，每药稍从其类，以便查阅。

——先哲名言，有言以人重者，有人以言重者，须当仍其名氏，庶乎后学知所禀承。或是或非，有可裁断矣。奈何医集之中，率掠古人之言，混入己作，使读者苍黄莫辨，泾渭难分。习俗移人，贤者不免。甚有合数人之言，砌掇成篇，首尾欠贯，词意多乖。以故医学每鲜佳编，良深慨息。本集采用诸家，悉存原名，使可考据。间有删节数行数句者，以限于尺幅也；有增改数句数字者，务畅其文义也。亦有录其言而未悉其名氏者，以藏书既寡，目力不充，难于尽考也。或时附入鄙见，必加"昂按"二字，以听时贤之论定。其间旁搜远讨，义图贯通，取要删繁，词归雅饬，庶几豁观者之心目云耳。

——是书篇章虽约，多有补《纲目》《经疏》之所未备者，故曰备也。

——药有气味、形色、经络、主治、功用、禁忌数端，《药性歌赋》虽便记诵，然限于字句，又须用韵，是以不能详括。兹集其文无一定，药小者语简，药大者词繁。然皆各为杼轴，煅炼成章，使人可以诵读。若以本文另誊，尤便诵习。

——《本草》一书，读之率欲睡欲卧。以每药之下，所注者不过脏腑、经络、甘酸苦涩、寒热温平、升降浮沉、病候、主治而已。未尝阐发其理，使读之者有义味可咀嚼也。即如《证类》诸本，采集颇广，又以众说繁芜，观者罔所折衷也。是编主治之理，务令详明；取用之宜，期于确切。言畅意晰，字少义多。作者颇费匠心，读者幸毋忽视。

——是书将成，始见武林皇甫嵩所著《本草发明》。乃万历戊寅年刻。其书加倍于余，其用意颇与余同。始叹前人亦有先得我心者。其印板业已模糊，亦当时脍炙之书也。世未有翻行者，特表明之。

——是书之作，不专为医林而设。盖以疾疢人所时有，脱或处僻小之区，遇庸劣之手，脉候欠审，用药乖方，而无简便方书与之较症，鲜有不受其误者。是以特著此编，兼辑《医方集解》一书，相辅而行。篇章虽约，词旨详明。携带不难，简阅甚便。倘能人置一本，附之箧笥，以备缓急，亦卫生之一助。有识之士，当不以愚言为狂谬也。

——昂自壮立之年，便弃制举。蹉跎世变，念著书作诗，无当人意，只堪覆瓿，难以垂远。然禽鹿视息，无所表见，窃用疚心，故疲精瘁神。著辑方书数种，以为有当于民生日用之实。且集诸家大成，贯穿笺释，或可有功前贤，嘉惠来世。易世之后，倘有嗜吾书而为重梓者，庶能传之久远，此区区立言之意也。

——是书之作，因阅过伯龄《围棋四子谱》而师其意。盖围棋之谱，自唐宋至今，千有余载。然必如伯龄之谱，有议论，有变换，而后围棋之妙显。本草自《本经》而下，不啻数百千家。然率言其气味主治，而无义味可寻。必须为之字笺句释，明体辨用，而后药性之功全。盖士生千载之后，贵能取前人之言，寸衡铢称，抉髓抡精，庶几有集成之益，无缺略之讥也。故拙著《内经》《本草》《方解》《汤头》数书，皆另为体裁，别开径路，以发前贤未竟之旨，启后人便易之门。窃谓于医学颇有阐微廓清之力，读者倘能鉴别，斯不虚老人之苦心焉耳！

——《素问类纂约注》《医方集解》二书，嗣刻问世。

——拙著《医方集解》，卷帙稍繁，不便携带。故更为歌括，附于《本草》之末，使行旅可以轻赍，缓急便于取用。

讱庵汪昂漫识

目 录

增订本草备要

药性总义

凡药酸属木入肝、苦属火入心、甘属土入脾、辛属金入肺、咸属水入肾，此五味之义也。

凡药青属木入肝、赤属火入心、黄属土入脾、白属金入肺、黑属水入肾，此五色之义也。

凡药酸者能涩能收、苦者能泻能燥能坚、甘者能补能和能缓、辛者能散能润能横行、咸者能下能耎【耎，音软】坚、淡者能利窍能渗【渗，音惨，去声】泄，此五味之用也。

凡药寒热温凉，气也；酸苦甘辛咸，味也。气为阳，味为阴。气厚者阳中之阳，薄者阳中之阴；味厚者阴中之阴，薄者阴中之阳。气薄则发泄，表散。厚则发热，温燥。味厚则泄，降泻。薄则通，利窍渗湿。辛甘发散为阳，酸苦涌泄为阴，咸味涌泄为阴，淡味渗泄为阳。轻清升浮为阳，重浊沉降为阴。阳气出上窍，阴味出下窍。清阳发腠理，浊阴走五脏。清阳实四肢，浊阴归六府。此阴阳之义也。

凡药轻虚者浮而升，重实者沉而降。味薄者升而生，象春。气薄者降而收，象秋。气厚者浮而长，象夏。味厚者沉而藏，象冬。味平者化而成，象土。气厚味薄者浮而升，味厚气薄者沉而降，气味俱厚者能浮能沉，气味俱薄者可升可降。酸咸无升，辛甘无降。寒无浮，热无沉。此升降浮沉之义也。李时珍曰：升者引之以咸寒，则沉而直达下焦；沉者引之以酒，则浮而上至巅顶。一物之中，有根升梢降、生升熟降者，是升降在物亦在人也。

凡药根之在土中者，半身以上则上升，半身以下则下降。以生苗者为根，以入土者为梢。上焦用根，下焦用梢。半身以上用头，中焦用身，半身以下用梢。虽一药而根梢各别，用之或差，服亦罔效。药之为枝者达四肢，为皮者达皮肤，为心、为干者内行脏腑。质之轻者上入心肺，重者下入肝肾。中空者发表，内实者攻里。枯燥者入气分，润泽者入血分。此上下内外，各以其类相从也。

凡药色青、味酸、气臊、性属木者，皆入足厥阴肝、足少阳胆经；肝与胆相表里，胆为甲木，肝为乙木。色赤、味苦、气焦、性属火者，皆入手少阴心，手太阳小肠经。心与小肠相表里，小肠为丙火，心为丁火。色黄、味甘、气香、性属土者，皆入足太阴脾、足阳明胃经；脾与胃相表里，胃为戊土，脾为己土。色白、味辛、气腥、性属金者，皆入手太阴肺、手阳明大肠经；肺与大肠相表里，大肠为庚金，肺为辛金。色黑、味咸、气腐、性属水者，皆足少阴肾、足太阳膀胱经；肾与膀胱相表里，膀胱为壬水，肾为癸水。凡一脏配一腑，腑皆属阳，故为甲丙戊庚壬；脏皆属阴，故为乙丁己辛癸也。十二经中，惟手厥阴心包、手少阳三焦经无所主，其经通于足厥阴、少阳。厥阴主血，诸药入肝经血分者，并入心包；少阳主气，诸药入胆经气分者，并入三焦。命门相火，散行于胆、三焦、心包络，故入命门者，并入三焦。此诸药入诸经之部分也。

药有相须者，同类而不可离也；如黄柏、知母、破故纸、胡桃之类。相使者，我之佐使也；相恶者，夺我之能也；相畏者，受彼之制也；相反者，两不可合也；相杀者，制彼之毒也，此异同之义也。

肝苦急。血燥故急。急食甘以缓之；肝欲散。木喜条达。急食辛以散之；以辛补之，以酸泻之。以散为补，以敛为泻。心苦缓。缓则散逸。急食酸以收之；心欲耎，急食咸以耎之；以咸补之。按：水能克火，然心以下交于肾为补，取既济之义也。以甘泻之。脾苦湿，急食苦以燥之；脾欲缓。舒和。急食甘以缓之；以甘补之，以苦泻之。肺苦气上逆。火旺克金。急食苦以泻之；肺欲收，急食酸以收之；以酸补之，以辛泄之。肾苦燥，急食辛以润之；肾欲坚。坚固则无狂荡之患。急食苦以坚之；以苦补之，以咸泻之。此五脏补泻之义也。

风淫于内，治以辛凉，佐以苦甘，以甘缓之，以辛散之。风属木，辛为金，金能胜木，故治以辛凉。过辛恐伤真气，故佐以苦甘，苦胜辛，甘益气也。木性急，故以甘缓之。木喜条达，故以辛散之。热淫于内，治以咸寒，佐以苦甘，以酸收之，以苦发之。水胜火，故治以咸寒。甘胜咸，佐之所以防其过，必甘苦者，防咸之过，而又以泻热气作实也。热淫，故以酸收之；热结，故以苦发之。**湿淫于内，治以苦热，佐以酸淡，以苦燥之，以淡泄之。**湿为土气，苦热皆能燥湿，淡能利窍渗湿。用酸者，木能制土也。**火淫于内，治以咸冷，佐以苦辛，以酸收之，以苦发之。**相火，畏火也，故治以咸冷。辛能滋润，酸能收敛，苦能泄热，或从其性而升发之也。**燥淫于内，治以苦温，佐以甘辛，以苦下之。**燥属金，苦属火，火能胜金，故治以苦温。甘能缓，辛能润，苦能下，故以为佐也。**寒淫于内，治以甘热，佐以苦辛，以咸泻之，以辛润之，以苦坚之。**土能制水，热能胜寒，故治以甘热。苦而辛，亦热品也。伤寒内热者，以咸泻之；内燥者，以辛润之。苦能泻热而坚肾，泻中有补也。**此六淫主治各有所宜，故药性宜明而施用贵审也。**

　　人之五脏应五行，金木水火土，子母相生。《经》曰：虚则补其母，实则泻其子。又曰：子能令母实。如肾为肝母，心为肝子，故入肝者，并入肾与心；肝为心母，脾为心子，故入心者，并入肝与脾；心为脾母，肺为脾子，故入脾者，并入心与肺；脾为肺母，肾为肺子，故入肺者，并入脾与肾；肺为肾母，肝为肾子，故入肾者，并入肺与肝。此五行相生，子母相应之义也。

　　酸伤筋，敛则筋缩。辛胜酸；苦伤气，苦能泻气。咸胜苦；甘伤肉，酸胜甘；辛伤皮毛，疏散腠理。苦胜辛；咸伤血，咸能渗泄。甘胜咸。此五行相克之义也。

　　酸走筋，筋病毋多食酸，筋得酸，则拘挛收引益甚也。苦走骨，骨病毋多食苦，骨得苦，则阴益甚，重而难举也。甘走肉，肉病毋多食甘，肉得甘，则壅气胕肿益甚也。辛走气，气病毋多食辛，气得辛，则散而益虚也。咸走血，血病毋多食咸，血得咸，则凝涩而口渴也。咸能渗泄津液。此五病之所禁也。

　　多食咸，则脉凝泣涩而变色。脉即血也，心合脉。水克火。多食苦，则皮槁而毛拔。肺合皮毛，火克金。多食辛，则筋急而爪枯。肝合筋，爪者筋之余。为金克木。按：肝喜散，故辛能补肝，惟多则为害。多食酸，则肉胝胎而唇揭。脾合肉，其华在唇。木克土。胝音支，皮厚也。多食甘，则骨痛而发落。肾合骨，其华在发。土克水。此五味之所伤也。

　　药之为物，各有形、性、气、质。其入诸经，有因形相类者；如连翘似心而入心，荔枝核似睾丸而入肾之类。有因性相从者；如属木者入肝，属水者入肾。润者走血分，燥者入气分。本天者亲上，本地者亲下之类。有因气相求者；如气香入脾，气焦入心之类。有因质相同者。如药之头入头，干入身，枝入肢，皮行皮。又如红花、苏木，汁似血而入血之类。自然之理，可以意得也。

药有以形名者，人参、狗脊之类是也；有以色名者，黄连、黑参之类是也；有以气名者，豨莶、香薷之类是也；有以味名者，甘草、苦参之类是也；有以质名者，石膏、石脂、归身、归尾之类是也；有以时名者，夏枯、款冬之类是也；有以能名者，何首乌、骨碎补之类是也。

凡药火制四：煅、煨、炙、炒也；水制三，浸、泡、洗也；水火共制二，蒸、煮也。酒制升提，姜制温散。入盐走肾而软坚，用醋注肝而收敛。童便制，除劣性而降下；米泔制，去燥性而和中。乳制润枯生血，蜜制甘缓益元。陈壁土制，借土气以补中州；面裹曲制，抑酷性勿伤上膈。乌豆、甘草汤渍，并解毒致令平和；羊酥、猪脂涂烧，咸渗骨容易脆断。去穰者免胀，去心者除烦，此制治各有所宜也。

药之为用，或地道不真，则美恶迥别；或市肆饰伪，则气味全乖。或收采非时，则良楛异质；或头尾误用，则呼应不灵。或制治不精，则功力大减。用者不察，愿归咎于药之罔功。譬之兵不精练，思以荡寇克敌，适以覆众舆尸也。治疗之家，其可忽诸？

《千金》云：凡药须治择熬炮毕，然后秤用，不得生秤。湿润药皆先增分两，燥乃秤之。

增订本草备要卷之一

休宁汪　昂讱庵著辑　　男汪　端其两
弟汪　桓殿武参订　　侄汪惟宠子锡同较
同学郑曾庆赞寰同订　侄婿仇　澐天一

草部

黄耆 <small>补气、固表，生亦泻火</small>

甘，温。生用固表，无汗能发，有汗能止。<small>丹溪云：黄耆大补阳虚自汗。若表虚有邪，发汗不出者，服此又能自汗。【朱震亨，号丹溪，著《本草补遗》。】</small>温分肉，实腠理，泻阴火，解肌热。炙用补中，益元气，温三焦，壮脾胃。<small>脾胃一虚，土不能生金，则肺气先绝。脾胃缓和，则肺气旺而肌表固实。补中即所以固表也。</small>生血生肌，<small>气能生血，血充则肉长。《经》曰：血生肉。</small>排脓内托，疮痈圣药。<small>毒气化则成脓，补气故能内托。痈疽不能成脓者，死不治，毒气盛而元气衰也。痘症亦然。</small>痘症不起，阳虚无热者宜之。<small>新安汪机治痘症虚寒不起，用四君子汤加黄耆、紫草多效。间有枯萎而死者，自咎用药之不精，思之至忘寝食。忽悟曰：白术燥湿，茯苓渗水，宜痘浆之不行也。乃减去二味，加官桂、糯米，以助其力，因名保元汤。人参、白术、茯苓、甘草，名四君子汤。【汪机，号石山，著《本草会编》。】王好古曰：黄耆实卫气，是表药；益脾胃，是中州药；治伤寒尺脉不至，补肾元，是里药。【王好古，号海藏，著《汤液本草》。】甄权谓其补肾者，气为水母也。【甄权，著《药性论》】日华谓其止崩带者，气盛则无陷下之忧也。【日华，著《大明本草》。】《蒙筌》曰：补气药多，补血药亦从而补气；补血药多，补气药亦从而补血。益气汤虽加当归，因势寡，功被参、耆所据；补血汤数倍于当归，亦从当归所引而补血。黄耆一两、当归二钱，名补血汤。气药多而云补血者，气能生血，又有当归为引也。表旺者不宜用，阴虚者宜少用，恐升气于表，而里愈虚矣。【陈嘉谟，著《本草蒙筌》。】</small>为补药之长，故名耆。<small>俗作耆。</small>皮黄肉白，坚实者良。入补中药槌扁，蜜炙。达表生用。<small>或曰补肾及治带淋浊，宜盐水浸炒。昂按：此说非也。前症用黄耆，非欲抑黄耆使入肾也，取其补中升气，则肾受荫，而带浊崩淋自止。即日华"气盛</small>

自无陷下之忧"也。有上病而下取，有下病而上取，补彼经而益及此经者，此类是也。茯苓为使。恶龟甲、白鲜皮。畏防风。东垣曰：黄耆得防风，其功益大，乃相畏而更以相使也。【李东垣，著《用药法象》】。

甘草　有补有泻，能表能里，可升可降

味甘。生用气平，补脾胃不足而泻心火。火急甚者，必以此缓之。炙用气温，补三焦元气而散表寒。入和剂则补益，入汗剂则解肌，解退肌表之热。入凉剂则泻邪热，白虎汤、泻心汤之类。入峻剂则缓正气，姜、附加之，恐其僭上；硝、黄加之，恐其峻下。皆缓之之意。入润剂则养阴血，炙甘草汤之类。能协和诸药，使之不争。生肌止痛，土主肌肉，甘能缓痛。通行十二经，解百药毒，凡解毒药，并须冷饮，热则不效。小儿初生，拭去口中恶血，绵渍汁令咂之，能解胎毒。故有国老之称。中满症忌之。甘令人满。亦有生用为泻者，以其能引诸药至于满所。《经》云：以甘补之，以甘泻之是已。故《别录》、甄权并云除满，脾健运则满除也。【陶弘景，著《名医别录》，发明药性】仲景治痞满，有甘草泻心汤。又甘草得茯苓，则不资满，而反泄满。

大而结者良。补中炙用，泻火生用。达茎中肾茎用梢。梢止茎中痛，淋浊症用之。白术、苦参、干漆为使。恶远志。反大戟、芫花、甘遂、海藻。然亦有并用者。胡洽治痰癖，十枣汤加甘草。东垣治结核，与海藻同用。丹溪治劳瘵，莲心饮与芫花同行。非妙达精微者，不知此理。十枣汤，芫花、甘遂、大戟等分，枣十枚，仲景治伤寒表已解，心下有水气、喘咳之剂。时珍曰：甘草外赤中黄，色兼坤离，味浓气薄，资全土德。协和群品，有元老之功；普治百邪，得王道之化。赞帝力而人不知，参神功而己不与，可谓药中之良相也。昂按：甘草之功用如是，故仲景有甘草汤、甘草芍药汤、甘草茯苓汤、炙甘草汤，以及桂枝、麻黄、葛根、青龙、理中、四逆、调胃、建中、柴胡、白虎等汤，无不重用甘草，赞助成功。即如后人益气、补中、泻火、解毒诸剂，皆倚甘草为君，必须重用，方能建效，此古法也。奈何时师每用甘草不过二三分而止，不知始自何人，相习成风。牢不可破，殊属可笑。附记以正其失。

人参　大补元气，生亦泻火

生：甘、苦，微凉。甘补阳，微苦、微寒，又能补阴。熟：甘，温。大补肺中元气。东垣曰：肺主气，肺气旺，则四脏之气皆旺，精自生而形自盛。《十剂》曰：补可去弱，人参、羊肉之属是也。人参补气，羊肉补形。泻火、得升麻补上焦，泻肺火；得茯苓补下焦，泻肾火；得麦冬泻火而生脉；得黄耆、甘草，乃甘温退大热。东垣曰：参、

耆、甘草，泻火之圣药，合用名黄耆汤。按烦劳则虚而生热，得甘温以益元气，而邪热自退，故亦谓之泻。**益土**、健脾。**生金**、补肺。**明目，开心益智，添精神，定惊悸**，邪火退，正气旺，则心肝宁而惊悸定。**除烦渴**，泻火故除烦、生津故止渴。**通血脉**，气行则血行。贺汝瞻曰：生脉散用之者，以其通经活血，则脉自生也。古方解散药、行表药多用之，皆取其通经而走表也。**破坚积**，气运则积化。**消痰水**，气旺则痰行水消。**治虚劳内伤**。伤于七情六欲、饮食作劳为内伤；伤于风寒暑湿为外感。如内伤发热，时热时止；外感发热，热甚无休。内伤恶寒，得暖便解；外感恶寒，絮火不除。内伤头痛，乍痛乍歇；外感头痛，连痛无停。内伤则手心热，外感则手背热。内伤则口淡无味，外感则鼻塞不通。内伤则气口脉盛，多属不足，宜温、宜补、宜和；外感则人迎脉盛，多属有余，宜汗、宜吐、宜下。盖人迎主表，右气口主里也。昂按：东垣辨内伤外感最详，恐人以治外感者治内伤也。今人缘东垣之言，凡外伤风寒、发热咳嗽者，概不轻易表散，每用润肺退热药，间附秦艽、苏梗、柴胡、前胡一二味，而羌活、防风等绝不敢用。不思秦艽阳明药，柴胡少阳药，于太阳何有涉乎？以致风寒久郁，嗽热不止，变成虚损，杀人多矣。此又以内伤治外感之误也。附此正之。**发热自汗**，自汗属阳虚，盗汗属阴虚。亦有过服参、耆而汗反甚者，以阳盛阴虚，阳愈补而阴愈亏也。又宜清热养血而汗自止。**多梦纷纭，呕哕反胃，虚咳喘促**，《蒙筌》曰：歌有肺热还伤肺之句，惟言寒热，不辨虚实。若肺中实热者忌之，虚热者服之何害？又曰：诸痛无补法，不用参、耆。若久病虚痛，何尝忌此耶。**疟痢滑泻**，始痢宜下，久痢宜补。治疟意同。丹溪曰：叶先生患疟后甚逼迫，正合承气症。予曰气口脉虚，形虽实而面黄白，必过饱伤胃，与参、术、陈、芍十余帖。三日后胃气稍完，再与承气汤二帖而安。又曰：补未至而下，则病者不能当；补已至而弗下，则药反添病。匪急匪徐，其间间不容发。噫！微哉。昂按：此先补后下法之变者也。非胸有定见者，不可轻用，然后学亦宜知之。大承气汤：大黄、芒硝、枳实、厚朴。**淋沥胀满**，《发明》云：胸胁逆满，由中气不足作胀者，宜补之而胀自除。《经》所谓塞因塞用也。俗医泥于作饱，不敢用。不知少服反滋壅，多服则宣通，补之正所以导之也。【皇甫嵩，著《本草发明》】。**中暑、中风，及一切血症**。东垣曰：古人治大吐血，脉芤【芤，音抠】、洪者，并用人参。脱血者先益其气，盖血不自生，须得生阳气之药乃生，阳生则阴长之义也。若单用补血药，血无由而生矣。凡虚劳吐血，能受补者易治，不能受补者难治。

　　黄润紧实，似人形者良。去芦用。补剂用熟，泻火用生。炼膏服，能回元气于无何有之乡。有火者，天冬膏对服。参生时背阳向阴，不喜风日。宜焙用，忌铁。茯苓为使，畏五灵脂，恶皂荚、黑豆、紫石英、人溲、咸卤，反藜芦。言闻曰：东垣理脾胃、泻阴火，交泰丸内用人参、皂荚，是恶而不恶也。古方疗月闭，四物汤加入参、五灵脂，是畏而不畏也。又疗痰在胸膈，人参、藜

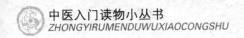

芦同用，而取其涌越，是激其怒性也。非洞奥达权者不能知。

人参芦：能涌吐痰涎。体虚人用之，以代瓜蒂。丹溪曰：人参入手太阴，补阳中之阴；芦反能泻太阴之阳，亦犹麻黄根、苗不同。痰在上膈、在经络，非吐不可，吐中就有发散之义。一妇性躁、味厚，暑月因怒而病呃，作则举身跳动，昏不知人。其人形气俱实，乃痰因怒郁，气不得降，非吐不可。以参芦半两，逆流水煎服，吐顽痰数碗，大汗昏睡而安。

沙参　补阴，泻肺火

甘、苦，微寒。味淡体轻，专补肺气。清肺养肝，兼益脾肾。脾为肺母，肾为肺子。久嗽肺痿，金受火克者宜之，寒客肺中作嗽者勿服。人参补五脏之阳，沙参补五脏之阴。肺热者用之，以代人参。

似人参而体轻松，白实者良。生沙地者长大，生黄土者瘦小。恶防己，反藜芦。北地真者难得。郑奠一曰：能疗胸痹、心腹痛、邪热结气，皮肤游风、疥癣、恶疮、疝气、崩带。

丹参　补心，生血，去瘀

气平而降。《本经》：微寒。弘景曰：性应热。味苦、色赤，入心与包络。破宿血，生新血，瘀去然后新生。安生胎，养血。堕死胎，去瘀。调经脉，风寒湿热，袭伤营血，则经水不调。先期属热，后期属寒。又有血虚、血瘀、气滞、痰阻之不同。大抵妇人之病，首重调经，经调则百病散。除烦热。功兼四物，一味丹参散，与四物汤同。为女科要药。治冷热劳，骨节痛，风痹不随，手足缓散，不随人用。《经》曰：足受血而能步，掌受血而能握。肠鸣腹痛，崩带癥瘕，音"征加"。癥者有块可征，瘕者假也，移动聚散无常，皆血病。血虚血瘀之候。又治目赤，疝痛，疮疥，肿毒，排脓生肌。郑奠一曰：丹参养神定志，通利血脉，实有神验。

畏咸水，忌醋，反藜芦。

玄参　补水，泻无根之火

苦、咸，微寒。色黑入肾。能壮水以制火，散无根浮游之火。肾水受伤，真阴失守，孤阳无根，发为火病。益精明目，利咽喉，通二便。治骨蒸传尸，伤寒阳毒发斑，亦有阴症发斑者。懊憹、郁闷不舒。烦渴，温疟洒洒，喉痹咽痛，本肾药而治上焦火症，壮水以制火也。肾脉贯肝膈，入肺中，循喉咙，系舌本。肾虚则相火上炎，此喉痹、咽肿、咳嗽、吐血之所由来也。潮热骨蒸，亦本于此。【此与黄耆能治下焦带、浊、崩、淋同义】。瘰疬结核，寒散火，咸软坚。痈疽鼠瘘。音漏。脾虚泄泻者忌用。

蒸过焙用，勿犯铜器。恶黄耆、山茱萸、姜、枣，反藜芦。

白术 补脾燥湿

苦燥湿，《经》曰：脾苦湿，急食苦以燥之。甘补脾，温和中。在血补血、在气补气。同血药则补血，同气药则补气。无汗能发，有汗能止。湿从汗出，湿去汗止。止汗同耆、芍之类，发汗加辛散之味。燥湿则能利小便，生津液，既燥湿而又生津，何也？汪机曰：脾恶湿，湿胜则气不得施化，津何由生？用白术以除其湿，则气得周流，而津液生矣。【汪机，著《本草会编》】。止泄泻，凡水泻，湿也；腹痛肠鸣而泻，火也。【水火相激则肠鸣】。痛甚而泻，泻而痛减者食也。完谷不化气虚也。在伤寒下利，则为邪热不杀谷也。久泻名脾泄，肾虚而命火衰，不能生土也。有积痰壅滞，肺气不能下降，大肠虚而作泻者宜豁痰。有伤风泄泻者宜散风。如脾虚湿泻者宜白术。凡治泻，丸散优于汤剂。消痰水肿满，黄疸湿痹。补脾则能进饮食，祛劳倦，脾主四肢，虚则四肢倦怠。止肌热，脾主肌肉。化癥癖。同枳实则消痞，一消一补，名枳术丸，荷叶烧饭为丸，脾运则积化也。和中则能已呕吐，定痛安胎。同黄芩则安胎，黄芩除胃热，白术补脾，亦除胃热，利腰脐间血。盖胎气系于脾，脾虚则蒂无所附，故易落。利腰脐血者，湿除则血气流行也。血燥无湿者禁用。能生脓作痛，溃疡忌之。补气故也，凡胀满者忌用，白术闭气，然亦有塞因塞用者。

肥白者出浙地，名云头术；燥白者出宣、歙，名狗头术，差胜于浙。用糯米泔浸，借谷气以和脾。陈壁土炒。藉土气以助脾。或蜜水炒，人乳拌用。润以制其燥，《千金方》云：有人病牙齿长出口，艰于饮食者，名髓溢，单用白术愈。

苍术 补脾燥湿，宣，升阳散郁

甘，温，辛烈。燥胃强脾，发汗除湿，能升发胃中阳气，东垣曰：雄壮上行，能除湿，下安太阴，使邪气不传入脾。止吐泻，逐痰水，许叔微云：苍术能治水饮之澼囊。盖燥脾以去湿，崇土以填科臼。用苍术一斤，大枣五十枚，去皮捣，油麻半两，水二盏研，滤汁和丸，名神术丸。丹溪曰：实脾土，燥脾湿，是治痰之本。消肿满，辟恶气。辟一切岚瘴、邪恶、鬼气。暑湿月，焚之佳。《夷坚志》云：有士人游西湖，遇一女子，明艳动人，重币求之不得。又五年重寻旧游，怅然空返。忽遇女子，士欣然并行。过旅馆，留半岁，将议偕逝。女曰：向自君去，忆念之苦，感疾而亡，今非人也。但君侵阴气深，当暴泻，宜服平胃散，以补安精血。士惊愧曰：药味皆平，何得取效？女曰：中有苍术除邪气，乃为上品也。**散风寒湿，为治痿要药。**阳明虚则宗筋纵弛，带脉不引，故痿躄。苍术阳明经药。《经》曰：治痿独取阳明。合黄柏为二妙散，加牛膝名三妙散。**又能总解痰、火、气、血、湿、食六郁，**丹溪曰：诸郁皆因传化失常，气不得升降。病在中焦。将欲升之，必先降之；将欲降之，必先升之。越鞠丸用苍术、香附。苍术能径入诸经，疏泄阳明之湿，通行敛涩；香附乃阴中快气之药。一升一降，故郁散而平。**及脾湿下流，肠风带浊。**带浊赤者，湿伤血分，从心、小肠来；白者，湿伤气分，从肺、大肠来。并有寒热二症，亦有因痰而带浊者，宜二陈加二术、升、柴。**燥结多汗者忌用。**南阳文氏，值乱逃壶山，饥困，有人教以饵术，遂不饥。数十年后归家，颜色更少，气力转健。术，一名山精，一名山姜。《导仙录》曰：子欲长生，当服山精。子欲轻翔，当服山姜。昂按：苍术善发汗，安能长远服食？文氏、仙录之说，要亦方书夸张之言也。

出茅山，坚小有朱砂点者良。糯米泔浸，焙干，同芝麻炒，以制其燥。二术皆防风、地榆为使，主治略同，第有止汗、发汗之异。古文本草不分苍、白。陶隐君，即弘景。言有两种，始各施用。

萎蕤 平补而润，去风湿

甘，平。补中益气，润心肺，悦颜色，除烦渴。治风淫湿毒，目痛眦烂，风湿。寒热痁疟，痁，诗廉切，亦疟也。中风暴热，不能动摇，头痛腰痛，凡头痛不止者属外感，宜发散；乍痛乍止者属内伤，宜补虚。又有偏头痛者，左属风与血虚，右属痰热与气虚。腰痛亦有肾虚、气滞、痰积、血瘀、风寒、湿热之不同。凡挟虚、挟风湿者，宜葳蕤。茎寒自汗，一切不足之症。用代参、耆，不寒不燥，大有殊功。昂按：萎蕤温润甘平，中和之品。若蜜制作丸，服之数斤，自有殊功。与服何首乌、地黄者，同一理也。若仅加数分于煎剂，以为可代参、耆，则失之远矣。大抵此药性缓，久服方能见功。而所主者多风湿、虚劳之症，故瞿仙以之服食，南阳用治风温，《千金》《外台》亦间用之，未尝恃之重剂也。若急虚之症，必须参、耆，方能复脉回阳，斯时即用葳蕤斤许，亦不能敌参、耆数分也。时医因李时珍有可代参、耆之语，凡遇虚症，辄加用之，曾何益于病者之分毫哉？拙著《方解》，欲采葳蕤古方可以入补剂者，终不可得，则古人之罕用，亦可见矣。

似黄精而差小，黄白多须。二药功用相近，而萎蕤更胜。竹刀刮去皮、节，蜜水或酒浸蒸用。畏咸卤。陶弘景曰：《本经》有女萎、无萎蕤，《别录》有萎蕤、无女萎。功用正同，疑名异尔。

黄精　平补而润

甘，平。补中益气，安五脏，益脾胃，润心肺，填精髓，助筋骨，除风湿，下三虫。以其得坤土之精粹，久服不饥。气满则不饥。脂川有人虚使婢，婢逃入山，拔草根食之甚美，久食不饥。夜宿树下，见草动疑为虎，上树避之，及晓而下，凌空若飞鸟。家人采薪见之，告其主，设网捕不得。或曰：此岂有仙骨？不过服食灵药耳。遂设酒馔于路，果来食之，食讫遂不能去，擒而询之，指所食之草，乃黄精也。

俗名山生姜，九蒸九晒用。仙家以为芝草之类，服之长生。

狗脊　平补肝肾

苦坚肾，甘益血。能强肝。温养气。治失溺不节，肾虚。脚弱腰痛，寒湿周痹。《经》曰：内不在脏腑，而外未发于皮，独居分肉之间，真气不能周，命曰周痹。除风虚，强机关，利俯仰。滋肾益肝，则骨健而筋强。

有黄毛如狗形，故曰金毛狗脊。去毛，切，酒拌蒸。草薢为使。熬膏良。

石斛　平补脾肾，涩元气

甘、淡入脾，而除虚热；咸平入肾，而涩元气。益精，强阴，暖水脏，平胃气，补虚劳，壮筋骨。疗风痹脚弱，发热自汗，梦遗滑精，囊涩余沥。雷斅曰：石斛镇涎。昂按：石斛石生之草，体瘦无汁，味淡难出。置之煎剂，猝难见功。必须熬膏，用之为良。

光泽如金钗，股短而中实。生石上者良，名金钗石斛。长而虚者名木斛，不堪用。去头、根，酒浸用。恶巴豆，畏僵蚕。细剉水浸，熬膏更良。

远志　补心肾

苦泄热，温壮气，辛散郁。主手少阴，心。能通肾气，上达于心。强志益智，补精壮阳，聪耳明目，利九窍，长肌肉，助筋骨。治迷惑善忘，惊悸梦泄，能交心肾。时珍曰：远志入足少阴肾经，非心经药也。强志益精，故治健忘。盖精与志，皆藏于肾，肾精不足，则志气衰，不能上通于心，故健忘梦泄也。**肾积奔豚，一切痈疽**。酒煎服。《经疏》曰：痈疽皆从七情忧郁恼怒而得。远志辛能散郁。昂按：辛能散郁者多矣，何独远志？《三因》云：盖亦补肾之力耳。【缪希雍，著《本草经疏》】。

去心，甘草水浸一宿用。畏珍珠、藜芦，得茯苓、龙骨良。

石菖蒲 _{宣，通窍，补心}

辛、苦而温，芳香而散。补肝益心，开心孔，利九窍，明耳目，发音声。去湿逐风，除痰消积，开胃宽中。疗噤口毒痢，_{杨士瀛曰：噤口虽属脾虚，亦热闭胸膈所致。用木香失之温，山药失之闭，唯参苓白术散加菖蒲，米饮下，胸次一开，自然思食。}菖蒲、黍米酿酒，治一切风。风痹惊痫，崩带胎漏，消肿止痛，解毒杀虫。_{李士材曰：仙经称为水草之精英，神仙之灵药。用泔浸、饭上蒸之，藉谷气而臻于中和，真有殊尝之效。又曰：芳香利窍，心脾良药，能佐地黄、天冬之属，资其倡导。若多用、独用，亦耗气血而为殃。【李士材，著《药性解》《本草通玄》】。}

根瘦节密，一寸九节者良。去皮，微炒用。秦艽为使，恶麻黄，忌饴糖、羊肉、铁器。

牛膝 _{补肝肾，泻恶血}

苦、酸而平。足厥阴、少阴经药，_{肝肾}。能引诸药下行。酒蒸则甘酸而温，益肝肾，强筋骨。_{肝主筋，肾主骨。}治腰膝骨痛，足痿筋挛，_{下行故理足，补肝则筋舒，血行则痛止。}阴痿失溺，_{筋衰则阴痿，肾虚则失溺。}久疟下痢，伤中少气。_{以上皆补肝肾之功。}生用则散恶血，破癥结。_{血行则结散。}治心腹诸痛，淋痛尿血，_{热蓄膀胱，溺涩而痛曰淋。气淋便涩余沥，劳淋房劳即发，冷淋寒战后溲，膏淋便出如膏，石淋精结成石，尿血即血淋也。色鲜者，心与小肠实热；色瘀者，肾与膀胱虚冷。张子和曰：石淋乃肝经移热于胞中，日久熬煎成石，非肾与小肠病也。大法治淋宜通气、清心、平火、利湿。不宜用补，恐湿热得补增剧也。牛膝，淋症要药，血淋尤宜用之。杜牛膝亦可。【杜牛膝见后】又有中气不足致小便不利者，宜补中益气，《经》所谓气化则能出是也。忌用淋药通之。}经闭产难，_{下行之效。误用堕胎。}喉痹齿痛，_{引火下行。}痈肿恶疮，金疮伤折，_{以上皆散恶血之功。}出竹木刺。_{捣烂罨之即出，纵疮口合，刺犹自出。}然性下行而滑窍，梦遗失精及脾虚下陷，因而腿膝肿痛者禁用。

出西川及怀庆府，长大肥润者良。下行生用，入滋补药酒浸蒸。恶龟甲，畏白前，忌羊肉。

甘菊花　宣，祛风热，补肺肾，明目

味兼甘、苦，性禀平和。备受四气，冬苗、春叶、夏蕊、秋花。饱经霜露，得金水之精居多，能益金、水二脏肺肾。以制火而平木心肝。木平则风息，火降则热除，故能养目血，去翳膜。与枸杞相对，蜜丸久服，永无目疾。治头目眩晕风热。散湿痹游风。

以单瓣、味甘者入药。花小味苦者，名苦薏，非真菊也。《牧竖闲谈》云：真菊延龄，野菊泻人。术、枸杞、地骨皮为使。黄者入阴分，白者入阳分，紫者入血分。可药可饵，可酿可枕，仙经重之。

五味子　补肺肾，涩精气

性温。五味俱备。皮甘、肉酸，核中苦辛，都有咸味。酸、咸为多，故专收敛肺气而滋肾水，气为水母。《经》曰：肺欲收，急食酸以收之。好古曰：入手太阴血分、足少阴气分。益气生津，肺主气，敛故能益，益气故能生津。夏月宜常服，以泻火而益金。补虚明目，强阴涩精，仲景八味丸，加之补肾。盖内核似肾，象形之义。退热敛汗，止呕住泻，宁嗽定喘。感风寒而喘嗽者当表散，宜羌、防、苏、桔；痰壅气逆而喘嗽者当清降，宜二陈及苏子降气汤；水气逆而喘嗽者，宜小青龙半夏茯苓汤；气虚病久而喘嗽者，宜人参、五味。除烦渴，消水肿，解酒毒，收耗散之气，瞳子散大。嗽初起、脉数、有实火者忌用。丹溪曰：五味收肺气，非除热乎？补肾，非暖水脏乎？乃火热嗽必用之药，寇氏所谓食之多虚热者，收补之骤也。○闵守泉每晨吞北五味三十粒，固精气，益五脏。

北产紫黑者良。入滋补药蜜浸蒸，入劳嗽药生用，俱槌碎核。南产色红而枯，若风寒在肺宜南者。苁蓉为使，恶萎蕤。熬膏良。

天门冬　泻肺火，补肾水，润燥痰

甘、苦，大寒。入手太阴肺气分，清金降火，益水之上源。肺为肾母。下通足少阴肾。苦能坚肾，寒能去肾家湿热，故亦治骨痿。滋肾润燥，止渴消痰、《蒙筌》曰：肾主津液，燥则凝而为痰，得润剂则痰化，所谓治痰之本也。泽肌肤，利二便。治肺痿肺痈、肺痿者，感于风寒，咳嗽短气，鼻塞胸胀，久而成痿，有寒痿、热痿二症。肺痈者，热毒蕴结，咳吐脓血，胸中隐痛。痿重而痈稍轻，治痿宜养血补气，保肺清火。治痈宜泻热豁痰，开提升散。痈为邪实，痿为正虚，不可误治。吐脓吐血，苦泄血滞，甘益元气，寒止血妄行。痰嗽喘促，消渴嗌干。烦渴引饮，多食善饥，为消渴，由火盛津枯。足下热痛，虚劳骨蒸，阴虚有火之症。然性冷利，胃虚无热及泻者忌用。

取肥大明亮者，去心皮，酒蒸。地黄、贝母为使，恶鲤鱼。二冬熬膏并良。天冬滋阴助元消肾痰，麦冬清心降火止肺咳。

麦门冬 补肺清心，泻热润燥

甘、微苦，寒。清心润肺，东垣曰：入手太阴气分。强阴益精，泻热除烦，微寒能泻肺火，火退则金清，金旺则水生，阴得水养，则火降心宁而精蓄。消痰止嗽，午前嗽多属胃火，宜芩、连、栀、柏、知母、石膏；午后嗽及日轻夜重者，多属阴虚，宜五味、麦冬、知母、四物。行水生津，肺清则水道下行，故治浮肿；火降则肾气上腾，故又治消渴。治呕吐，胃火上冲则呕，宜麦冬。又有因寒、因食、因痰、因虚之不同。痿蹷，手足缓纵曰痿蹷。阳明湿热上蒸于肺，故肺热叶焦，发为痿蹷。《经疏》曰：麦冬实足阳明胃经之正药。客热虚劳，脉绝短气，同人参、五味，名生脉散。盖心主脉，肺朝百脉，补肺清心，则气充而脉复。又有脉绝将死者，服此能复生之。夏月火旺灼金，服之尤宜。东垣曰：人参甘寒，泻火热而益元气；麦冬苦寒，滋燥金而清水源；五味酸温，泻丙火而补庚金，益五脏之气也。【丙火，小肠；庚金，大肠，并主津液】。肺痿吐脓，血热妄行，经枯乳闭，明目悦颜益水清火。但性寒而泄，气弱胃寒人禁用。

肥大者良，去心用。入滋补药酒浸。制其寒。地黄、车前为使，恶款冬，畏苦参、青葙、木耳。

款冬花 润肺，泻热，止嗽

辛，温，纯阳。泻热润肺，消痰除烦，定惊明目。治咳逆上气，喘渴，肺热挟火。喉痹，肺痿肺痈，咳吐脓血。为治嗽要药。烧烟以筒吸之亦良。百合、款冬等分蜜丸，名百花膏，治咳嗽痰血。凡阴虚劳嗽，通用款冬、紫菀、百部、百合、沙参、生地、麦冬、五味、知、柏、芩、芍。如内热骨蒸，加丹皮、地骨。若嗽而复泻者，为肺移热于大肠，脏腑俱病；嗽而发热不止者，为阴虚火炎，皆难治。寒热虚实，皆可施用。《本草汇》曰【郭佩兰，著《本草汇》】：隆冬独秀，先春开放。得肾之体，先肝之用，故为温肺理嗽之最。大抵咳必因寒，寒为冬气，入肺为逆。【肺恶寒】。款冬非肺家专药，乃使肺邪从肾顺流而出也。

十一二月开花如黄菊，微见花、未舒者良。生河北、关中，世多以枇杷蕊伪之。拣净花，甘草水浸一宿，暴用。得紫菀良。杏仁为使，恶皂荚、硝石、玄参。畏黄耆、贝母、连翘、麻黄、青葙、辛夷。_{虽畏贝母，得之反良。}

紫菀 【音渊，上声。亦音郁】。润肺，泻火

辛温润肺，苦温下气。补虚调中，消痰止渴。治寒热结气，咳逆上气、咳吐脓血，_{专治血痰，为血劳圣药。}肺经虚热，小儿惊痫。_{亦虚而有热。}能开喉痹，取恶涎。然辛散性滑，不宜多用独用。《本草汇》云：苦能达下，辛可益金，故吐血保肺，收为上剂。虽入至高，善于达下，使气化及于州都，小便自利，人所不知。【州都，膀胱也】李士材曰：辛而不燥，润而不寒，补而不滞，诚金玉君子，非多用独用，不能速效。

根作节、紫色润软者良。_{人多以车前、旋覆根伪之，误服误人。}去头、须，蜜水浸，焙用。款冬为使，恶天雄、瞿麦、藁本、远志，畏茵陈。白者名女菀。_{时珍曰：紫入血分，白入气分。}

旋覆花 _{一名金沸草。泻，下气消痰}

咸能软坚，苦、辛能下气行水，温能通血脉。入肺、大肠经。消痰结坚痞，唾如胶漆，噫气不除。_{噫，于介切。俗作嗳。胸中气不畅，故嗳以通之，属不足。亦有挟痰、挟火者，属有余。仲景治汗吐下后，痞鞕噫气，有代赭旋覆汤。}大腹水肿，去头目风。然走散之药，冷利大肠，虚者慎用。

类金钱菊。去皮、蒂、蕊、壳蒸用。根能续筋①。_{筋断者，捣汁滴伤处，滓傅其上，半月不开，筋自续矣。}

百部 _{润肺，杀虫}

甘、苦，微温。能润肺，治肺热咳嗽。_{苦能泻热。}有小毒，杀蛔、蛲、蝇、虱，一切树木蛀虫。_{触烟即死。}治骨蒸传尸，疳积疥癣。_{皆有虫。}

_{时珍曰：百部亦天冬之类，故皆治肺而杀虫。但天冬寒，热嗽宜之；百部温，寒嗽宜之。}

根多成百，故名。取肥实者，竹刀劈去心、皮，酒浸焙用。

---

① 根能续筋：此旋花根之功效。旋花与旋覆花乃不同科植物。汪昂混列于一条。

桔梗 <small>宣通气血，泻火散寒，载药上浮</small>

苦、辛而平。色白属金，入肺<small>气分</small>泻热，兼入手少阴心、足阳明胃经。提气血，表散寒邪，清利头目咽喉，开胸膈滞气。凡痰壅喘促，鼻塞<small>肺气不利</small>目赤，喉痹咽痛，<small>两少阴火。</small>齿痛<small>阳明风热</small>口疮，肺痈干咳，<small>火郁在肺。</small>胸膈刺痛，<small>火郁上焦。</small>下痢腹痛，腹满肠鸣。<small>肺火郁于大肠。</small>并宜苦梗以开之。为诸药舟楫，载之上浮，能引苦泄峻下之剂。至于至高之分成功。<small>既上行而又能下气，何也？肺主气，肺金清，浊气自下行耳。</small>养血排脓，补内漏。<small>故治肺痈。时珍曰：枳桔汤治胸中痞满不痛，取其通肺利膈下气也。甘桔汤通治咽喉口舌诸病，取其苦辛散寒、甘平除热也。宋仁宗加荆芥、防风、连翘，遂名如圣汤。王好古加味甘桔汤，失音加诃子，声不出加半夏，上气加陈皮，涎嗽加知母、贝母，咳嗽加五味，酒毒加葛根，少气加人参，呕加半夏、生姜，吐脓血加紫菀，肺痿加阿胶，胸膈不利加枳壳，痞满加枳实，目赤加栀子、大黄，面肿加茯苓，肤痛加黄耆，发斑加荆、防，疫毒加牛蒡、大黄，不得眠加栀子。昂按：观海藏所加，则用药之大较，亦可识矣。</small>

去浮皮，泔浸微炒用。畏龙胆、白及，忌猪肉。

荠苨 <small>补，和中解毒</small>

寒利肺，甘解毒。<small>能解百药及蛇虫毒，在诸药中，毒皆自解。</small>和中止嗽。治消渴强中，<small>渴症下消，茎长兴盛，不交精出，名强中。消渴之后，发为痈疽。</small>痈肿疔毒。

似人参而体虚无心，似桔梗而味甘不苦。<small>奸贾多用以乱人参。时珍曰：荠苨即甜桔梗。</small>

马兜铃 <small>泻肺下气</small>

体轻而虚。熟则四开象肺，故入肺。寒能清肺热，苦、辛能降肺气。<small>时珍曰：钱乙补肺阿胶散用之，非取其补肺，取其清热降气，则肺自安也。其中阿胶、糯米，乃补肺之正药。昂按：清热降气，泻之即所以补之，若专于补，适以助火而益嗽也。</small>治痰嗽喘促，血痔瘘疮，肺、大肠经热。<small>瘘，漏也，音间，亦音漏。痔属大肠，大肠与肺为表里，肺移热于大肠，故肠风痔瘘，清脏热则腑热亦清矣。《千金》单服治水肿，以能泻肺行水也。</small>亦可吐蛊。<small>汤剂中用之，多作吐。</small>

蔓生，实如铃。去筋膜，取子用。

白前 <small>泻肺，降气，下痰。</small>

辛、甘，微寒。长于降气下痰止嗽，治肺气壅实，胸膈逆满。虚者禁用。

似牛膝、粗长坚直易断者，白前也；短小柔软能弯者，白微也。近道多有，形色颇同，以此别之【白微见血药类】。去头、须，甘草水浸一伏时。即一昼夜。焙用。忌羊肉。

白及 <small>涩，补肺，逐瘀生新</small>

味苦而辛，性涩而收。得秋金之令，入肺止吐血。《摘玄》云：试血法，吐水内，浮者肺血也，沉者肝血也，半浮沉者心血也。各随所见，以羊肺、肝、心蘸白及末，日日服之佳。肺损者能复生之。以有形生有形也。人之五脏，惟肺叶损坏者，可以复生。台州狱吏悯一重囚，因感之曰：吾七犯死罪，遭刑拷，肺皆损伤。得一方，用白及末米饮日服，其效如神。后囚凌迟，剖其胸，见肺间窍穴数十，皆白及填补，色犹不变也。治跌打折骨，酒服二钱。汤火灼伤，油调末敷。恶疮痈肿，败疽死肌。盖去腐逐瘀生新之药，除面上奸疱，奸音干，去声。面黑气。疱音炮，面疮也。涂手足皲裂，令人肌滑。

紫石英为使，畏杏仁，反乌头。

半夏 <small>燥湿痰，润肾燥，宣通阴阳</small>

辛，温，有毒。体滑性燥。能走能散，能燥能润。和胃健脾，去湿。补肝辛散润肾，除湿化痰，发表开郁，下逆气，止烦呕，发音声，利水道，燥去湿，故利水；辛通气，能化液，故润燥。丹溪谓二陈汤能使大便润而小便长。救暴卒。葛生曰：凡遇五绝之病，用半夏末吹入鼻中即活，盖取其能作嚏也。五绝，谓缢死、溺死、压死、魇死、产死也。治咳逆头眩，火炎痰升则眩。痰厥头痛，眉棱骨痛。风热与痰。咽痛，成无己曰：半夏辛散，行水气而润肾燥。又《局方》半硫丸，治老人虚秘，皆取其润滑也。俗以半夏、南星为性燥，误矣！湿去则土燥，痰涎不生，非二物之性燥也。古方用治咽痛喉痹、吐血下血，非禁剂也。二物亦能散血，故破伤扑打皆主之。惟阴虚劳损，则非湿热之邪，而用利窍行湿之药，是重竭其津液，医之罪也，岂药之咎哉？《甲乙经》用治不眠，是果性燥者乎？半夏、硫黄等分，生姜糊丸，名半硫丸。胸胀，仲景小陷胸汤用之。伤寒寒热，故小柴胡汤用之。痰疟不眠，《素问》曰：胃不和，则卧不安。半夏能和胃气而通阴阳。《灵枢》曰：阳气满，不得入于阴，阴气虚，故目不得暝，饮以半夏汤。阴阳既通，其卧立至。又有喘嗽不得眠者。左不得眠，属肝胀，宜清肝；右不得眠，属肺胀，宜清肺。**反胃吐食**。痰膈。**散痞除瘿**，瘿多属痰。**消肿止汗**。胜湿。**孕妇忌之**。王好古曰：肾主五液，化为五湿，本经为唾，入肝为泪，入心为汗，入肺为涕，入脾为痰。痰者因咳而动，脾之湿也。半夏泄痰之标，不能泄痰之本，泄本者泄肾也。咳无形，痰有形。无形则润，有形则燥，所以为流脾湿而润肾燥之剂也。俗以半夏为肺药，非也。止呕为足阳明，除痰为足太阴。柴胡为之使，故柴胡汤用之。虽云止呕，亦助柴、芩主寒热往来，是又为足少阳也。时珍曰：脾无湿不生痰，故脾为生痰之源，肺为贮痰之器。按：有声无痰曰咳，盖伤于肺气；有痰无声曰嗽，盖动于脾湿也；有声有痰曰咳嗽，或因火、因风、因寒、因湿、因虚劳、因食积，宜分症论治。大法治嗽，当以治痰为先，而治痰又以顺气为主。宜以半夏、南星燥其湿，枳壳、橘红利其气，肺虚加温敛之味，肺热加凉泻之剂。赵继宗曰：二陈治痰，世医执之。内有半夏，其性燥烈。若风寒湿食诸痰则相宜，至于劳痰、失血诸痰，用之反能燥血液而加病。按：古有三禁，血家、汗家、渴家忌之。然亦间有用之者。【俗以半夏专为除痰，而半夏之功用，不复见知于世矣。小柴胡汤、半夏泻心汤，皆用半夏，岂为除痰乎？】【昂按：湿必得火，方结为痰】。【气顺则火降而痰消】。

圆白而大、陈久者良。浸七日，逐日换水，沥去涎，切片，姜汁拌。性畏生姜，用之以制其毒，得姜而功愈彰。柴胡、射干为使，畏生姜、秦皮、龟甲、雄黄、忌羊血、海藻、饴糖、恶皂荚、反乌头。合陈皮、茯苓、甘草，名二陈汤，为治痰之总剂。寒痰佐以干姜、芥子，热痰佐以黄芩、栝蒌，湿痰佐以苍术、茯苓，风痰佐以南星、前胡，痞痰佐以枳实、白术。更看痰之所在，加导引药，惟燥痰非半夏所司也。

韩飞霞造曲十法：一姜汁浸造，名生姜曲，治浅近诸痰。一矾水煮透，兼姜糊造，名矾曲。矾最能却水，治清水痰。一煮皂角汁，炼膏，和半夏末为曲。或加南星，或加麝香，名皂角曲，治风痰，开经络。一用白芥子等分，或三分之一，竹沥和成，略加曲糊，名竹沥曲，治皮里膜外、结核隐显之痰。一麻油浸半夏三五日，炒干为末，曲糊造成，油以润燥，名麻油曲，治虚热劳咳之痰。一用腊月黄牛胆汁，略加热蜜和造，名牛胆曲，治癫痫风痰。一用香附、苍术、抚芎等分，熬膏，和半夏末作曲，名开郁曲，治郁痰。一用芒硝，居半夏十分之三，煮透为末，煎大黄膏和成，名硝黄曲，治中风卒厥、伤寒宜下由于痰者。一用海粉一两，雄黄一两，半夏二两，为末，炼蜜和造，名海粉曲，治积痰沉痼；一用黄牛肉煎汁炼膏，即霞天膏，和半夏末为曲，名霞天曲，治沉疴痼痰，功效最烈。以上并照造曲法，草盦七日，待生黄衣晒干，悬挂风处，愈久愈良。

天南星 燥湿，宣，祛风痰

味辛而苦，能治风散血，《是斋方》：南星、防风等分为末，治破伤风、刀伤、扑伤如神，名玉真散。破伤风者，药敷疮口，温酒调下一钱；打伤至死，童便调灌二钱，连进三服必活，气温而燥，能胜湿除痰；性紧而毒，能攻积拔肿，补肝风虚，凡味辛而散者，皆能补肝，木喜条达故也。为肝脾肺三经之药。治惊痫风眩，丹溪曰：无痰不作眩。身强口噤，喉痹舌疮，结核疝瘕，痈毒疥癣，蛇虫咬毒。调末敷之。破结下气，利水堕胎。性更烈于半夏。与半夏皆燥而毒，故堕胎。半夏辛而能守，南星辛而不守。然古安胎方中，亦有用半夏者。阴虚燥痰禁用。

根似半夏而大，看如虎掌，故一名虎掌。以矾汤或皂角汁浸三昼夜，暴用；或酒浸一宿，蒸，竹刀切开，至不麻乃止；或姜渣、黄泥和，包煨熟用。造曲法与半夏同。造胆星法：腊月取黄牛胆汁，和南星末纳入胆中，风干，年久者弥佳。畏附子、干姜、防风。得防风则不麻，火炮则毒性缓，得牛胆则不燥，且胆有益肝胆之功。

贝母 宣，散结泻热，润肺清火

微寒，苦泻心火，辛散肺郁。入肺经气分，心火降则肺气宁。《诗》曰：言采其蝱。蝱即贝母也。取其解郁。润心肺，清虚痰。治虚劳烦热，咳嗽上气，吐血咯血，肺痿肺痈，喉痹，君相之火。目眩，火热上攻。淋沥，小肠邪热，心与小肠相表里，肺为气化之源。瘿瘤，化痰。乳闭产难。功专散结除热，敷恶疮。唐时有人膊上生疮如人面，能饮酒食物，亦无他苦，遍投诸药，悉受之。至贝母，疮乃颦眉，灌之数日，成痂而愈。敛疮口。火降邪散，疮口自敛，非贝母性收敛也。○俗以半夏燥毒，代以贝母，不知贝母寒润，主肺家燥痰；半夏温燥，主脾家湿痰。脱或误用，贻误匪浅。故凡风寒湿食诸痰，贝母非所宜也，宜用半夏、南星。

川产、开瓣者良，独颗无瓣者不堪用。去心，糯米拌炒黄，捣用。厚朴、白薇为使，畏秦艽，反乌头。

栝楼仁 俗作瓜蒌。泻火，润肺，滑肠，止血，治热痰

甘补肺。本草苦。寒润下。能清上焦之火，使痰气下降，为治嗽要药，肺受火逼，失下降之令，故生痰作嗽。又能荡涤胸中郁热垢腻，生津止渴，丹溪曰：消渴神药。清咽利肠，通大便。《是斋方》：焙研酒调或米饮下，治小便不通。通乳消肿。治结胸胸痹，仲景小陷胸汤用之。又云：少阳症口渴者，小柴胡汤，以此易半夏。酒黄热痢，二便不通。炒香酒服，止一切血。寒降火。泻者忌用。

实圆长如熟柿，子扁、多脂，去油用。枸杞为使，畏牛膝、干漆，

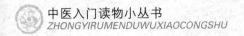

恶干姜，反乌头。

天花粉 泻火，润燥，治热痰

酸能生津，甘不伤胃，微苦，微寒。降火润燥，滑痰解渴，古方多
用治消渴。生肌排脓，消肿，行水通经，止小便利。膀胱热解，则水行而小便
不数。治热狂时疾，胃热疸黄，口燥唇干，肿毒发背，乳痈疮痔。脾胃
虚寒者禁用。

即栝楼根，畏恶同。澄粉食，大宜虚热人。

夏枯草 补阳，散结，消瘿

辛、苦，微寒，气禀纯阳。补肝血，缓肝火，解内热，散结气。
治瘰疬、湿痹，目珠夜痛。楼全善曰：目珠连目本，即目系也。夜痛及点苦寒药更
甚者，夜与寒皆阴也。夏枯气禀纯阳，补厥阴血脉，故治此如神，以阳治阴也。按目白珠属
阳，故昼痛，点苦寒药则效；黑珠属阴，故夜痛，点苦寒药反剧。

冬至生，夏至枯，故名。用茎叶。

海藻 泻热，软坚痰，消瘿瘤

咸润下而软坚，寒行水以泄热。故消瘿瘤、结核、阴癞之坚聚、腹
痛曰疝，丸痛曰癞，音颓。痰饮、脚气、水肿之湿热。消宿食，治五膈。

出东海，有大叶、马尾二种，亦作海菜食，洗去咸水用。昂按：其用
在咸，似不宜过洗。反甘草。东垣治瘰疬、马刀、海藻、甘草并用，盖激之以溃坚也。

海带

下水消瘿，功同海藻。
似海藻而粗，柔弱而长。

昆布

功同海藻而少滑，性雄。治水肿瘿瘤，阴 膈噎。含之咽汁。
出登、莱者搓如绳索，出闽、越者大叶如菜。洗去咸味用。

独活 宣，搜风，去湿

辛、苦，微温。气缓善搜。入足少阴气分肾。以理伏风。治本经伤风头痛，头运目眩，宜与细辛同用。风热齿痛，文潞公《药准》用独活、地黄等分为末，每服三钱。痉痫湿痹，项背强直，手足反张曰痉；湿流关节、痛而烦曰湿痹。风胜湿，故二活兼能去湿。奔豚疝瘕。肾积曰奔豚，风寒湿客于肾家所致。瘕疝亦然。

有风不动，无风反摇，又名独摇草。故治风。《本经》云：独活一名羌活。古方惟用独活，后人云是一类二种，遂分用。以形虚大有曰如鬼眼，节疏色黄者为独活；色紫节密，气猛烈者为羌活。并出蜀汉。又云自西羌来者名羌活，故又名胡王使者。今采诸家所分经络、主治各症，以便施用。

羌活 宣，搜风，发表，胜湿

辛、苦，性温。气雄而散，味薄上升。入足太阳膀胱以理游风，兼入足少阴、厥阴肾肝气分。泻肝气，搜肝风。小无不入，大无不通。治风湿相搏，本经头痛。同川芎，治太阳、少阴头痛。凡头痛多用风药者，以巅顶之上，唯风药可到也。督脉为病，脊强而厥，督脉并太阳经。刚痉柔痉，脊强而厥，即痉症也。伤寒无汗为刚痉，伤风有汗为柔痉。亦有血虚发痉者。大约风症宜二活，血虚忌用。中风不语，按：古人治中风，多主外感，率用续命、愈风诸汤以发表，用三化汤、麻仁丸以攻里。至河间出，始云中风非外来之风，良由心火暴甚，肾水虚衰。东垣则以为本气自病。丹溪以为湿生痰，痰生热，热生风。世人复分北方风劲，质厚为真中，南方地卑、质弱为类中。不思岐伯云：中风大法有四：一偏枯，半身不遂也；二风痱，四肢不收也；三风懿，奄忽不知人也；四风痹，诸风类痹状也。风症尽矣，何尝有真中、类中之说乎？此症皆由气血亏虚，医者不知养血益气以固本，徒用乌、附、羌、独以驱风，命曰虚虚，误人多矣。【真中定重于类中，焉有类中既属内伤，真中单属外感乎？河间、东垣皆北人，安能尽舍北人而专治南病乎？】头旋目赤。目赤要药。散肌表八风之邪，利周身百节之痛，为却乱反正之主药。若血虚头痛、遍身痛者。此属内症。二活并禁用。

防风 宣，发表，去风，胜湿

辛、甘，性温。升浮为阳。搜肝泻肺，散头目滞气，经络留湿。主上部见血。用之为使，亦能治崩。上焦风邪，头痛目眩，脊痛项强，周身尽痛，太阳经症。膀胱。徐之才曰：得葱白，能行周身。又行脾胃二经，为去风胜湿之要药。凡风药皆能胜湿。东垣曰：辛伍卑贱之职，随所引而至，乃风药中润剂。若补脾胃，非此引用不能行。散目赤、疮疡。若血虚痉急，头痛不因风寒，内伤头痛。泄泻不因寒湿，火升发嗽，阴虚盗汗，阳虚自汗者并禁用。同黄耆、芍药，又能实表止汗；合黄耆、白术，名玉屏风散，固表圣药。黄耆得防风而功益大，取其相畏而相使也。

黄润者良。上部用身，下部用梢。畏萆薢，恶干姜、白敛、芫花，杀附子毒。

藁本　宣，去风寒湿

辛温雄壮，为太阳经风药。膀胱。寒郁本经、头痛连脑者必用之。凡巅顶痛，宜藁本、防风、酒炒升、柴。治督脉为病，脊强而厥。督脉并太阳经贯脊。又能下行去湿，治妇人疝瘕，阴寒肿痛，腹中急痛，皆太阳寒湿。胃风泄泻，夏英公病泄，医以虚治不效。霍翁曰：此风客于胃也，饮以藁本汤而愈。盖藁本能除风湿耳。粉刺酒齇。音查，和白芷作面脂也。

根紫色，似芎藭而轻虚，气香味麻。

葛根　轻，宣，解肌，升阳，散火

辛、甘、性平，轻扬升发。入阳明经，能鼓胃气上行，生津止渴。风药多燥，葛根独能止渴者，以能升胃气、入肺而生津耳。兼入脾经，开腠发汗，解肌退热。脾主肌肉。为治脾胃虚弱泄泻之圣药。《经》曰：清气在下，则生飧泄。葛根能升阳明清气。疗伤寒中风，阳明头痛。张元素曰：头痛如破，乃阳明中风，可用葛根葱白汤。若太阳初病，未入阳明而头痛者，不可便服升葛汤发之，反引邪气入阳明也。仲景治太阳、阳明合病，桂枝汤加葛根、麻黄。又有葛根黄芩黄连解肌汤，是用以断太阳入阳明之路，非太阳药也。血痢温疟，丹溪曰：凡治疟无汗要有汗，散邪为主，带补；有汗要无汗，扶正为主，带散。若阳疟有汗，加参、耆、白术以敛之，无汗加芩、葛、苍术以发之。肠风痘疹。能发痘疹。丹溪曰：凡斑疹已见红点，不可更服升葛汤，恐表虚反增斑烂也。又能起阴气，散郁火，解酒毒。葛花尤良。利二便，杀百药毒。多用反伤胃气。升散太过。

生葛汁大寒，解温病大热，吐衄诸血。

升麻　轻，宣，升阳，解毒

甘、辛、微苦。足阳明、太阴引经药。胃、脾。参、耆上行，须此引之。

亦入手阳明、太阴。大肠、肺。表散风邪，引葱白，散手阳明风邪；同葛根，能发阳明之汗；引石膏，止阳明头痛、齿痛。升发火郁，能升阳气于至阴之下。引甘温之药上行，以补卫气之散而实其表。柴胡引少阳清气上行，升麻引阳明清气上行，故补中汤用为佐使。若下元虚者，用此升之，则下元愈虚，又当慎用。治时气毒疠，头痛，阳明头痛，痛连齿颊。寒热，肺痿吐脓，下痢后重。后重者，气滞也。气滞于中，必上行而后能下降。有病大小便秘者，用通利药而罔效，重加升麻而反通。丹溪曰：气升则水自降。《经》曰：地气上为云，天气下为雨。天地不交，则万物不通也。久泄，《经》曰：清气在下，则生飧泄。脱肛，崩中带下，能缓带脉之缩急。足寒阴痿，目赤口疮，痘疮，升葛汤，初发热时可用，痘出后气弱或泄泻者可少用，否则见斑之后，必不可用，为其解散也。斑疹，成朵如锦纹者为斑，隐隐见红点者为疹。盖胃热失下，冲入少阳，则助相火而成斑；冲入少阴，则助君火而成疹。风热疮痛。解百药毒，吐蛊毒，杀精鬼。性阳、气升、味甘故也。阴虚火动者忌用。朱肱《活人书》言瘀血入里吐衄血者，犀角地黄汤，乃阳明圣药。如无犀角，代以升麻。二药性味相远，何以为代？盖以升麻能引诸药同入阳明也。朱二允曰：升麻性升，犀角性降，用犀角止血，乃借其下降之气，清心肝之火，使血下行归经耳。倘误用升麻，血随气升，不愈涌出不止乎？古方未可尽泥也。

里白外黑，紧实者良，名鬼脸升麻，去须、芦用。或有参、芪补剂，须用升、柴，而又恐其太升发者，升麻、柴胡，并用蜜水炒之。别有一种绿升麻，缪仲醇用治滞下，每每有验。

白芷　宣，发表，祛风，散湿

辛散风，温除湿，芳香通窍而表汗。行手足阳明，大肠、胃。入手太阴，肺，色白味辛，故入肺。而为阳明主药。阳明之脉营于面，故治头面诸疾。治阳明头目昏痛，杨吉老方：白芷汤泡四五遍，蜜丸弹子大，名都梁丸。每服一丸，荆芥点腊茶嚼下。【吉老，名介，治王定国病时在都梁，因以名丸】。眉棱骨痛，风热与痰，同酒浸黄芩为末，茶下。牙痛，上龈属足阳明，下龈属手阳明，二经风热。鼻渊，肺主鼻，风热乘肺，上烁于脑，故鼻多浊涕而渊。《经》曰：脑渗为涕，宜同细辛、辛夷治之。目痒泪出，面䵟，干，去声。面黑气。瘢疵，可作面脂。皮肤燥痒，三经风热之病，及血崩血闭，肠风痔痿，痈疽疮疡，三经湿热之病。活血排脓，肠有败脓血，淋露腥秽，致脐腹冷痛，须此排之。生肌止痛，解砒毒、蛇伤。先以绳札伤处，酒调下白芷末五钱。种白芷，能辟蛇。又治产后伤风，血虚头痛。自鱼尾上攻，多在日晚，宜四物加辛、芷。【鱼尾，目之上角】。如气虚头痛，多在清晨，宜芎、薰，倍参、耆。保寿堂治正、偏头痛，白芷、川芎各三钱，搭牛脑上，加酒顿熟，热食尽醉，其病如失。然其性升散，血热有虚火者禁用。

色白、气香者佳。或微炒用。当归为使，恶旋覆花。

细辛 宣散风湿，补肝润肾

辛温散风邪，故诸风痹痛，咳嗽上气，头痛脊强者宜之。专治少阴头痛，独活为使。辛散浮热，故口疮喉痹少阴火、鼻渊齿𧏾者虫蚀脓烂宜之。辛益肝胆，故胆虚惊痫，风眼泪下者宜之。水停心下则肾燥，细辛之辛，能行水气以润之。肾燥者，心亦燥，火屈于水故燥也。《经》曰：肾苦燥，急食辛以润之。虽手少阴引经心。乃足少阴本药肾。能通精气，利九窍，故耳聋鼻𪖕、音瓮，鼻塞不闻香臭也。风寒入脑，故气不宣通。寒宜表，热宜清。有息肉者，为末吹鼻。倒睫、便涩者宜之。散结温经，破痰下乳，行血发汗。能发少阴之汗。仲景治少阴症反发热，麻黄附子细辛汤，乃治邪在里之表剂。然味厚性烈，不可过用。不可过一钱，多则气不通，闷绝而死，虽死无伤可验。开平狱尝治此，不可不知。

味极辛，产华阴者真。杜蘅、鬼督邮、徐长卿，皆可乱之。拣去双叶者用。恶黄耆、山茱，畏硝石、滑石，反藜芦。

柴胡 宣，发表和里，退热升阳

苦，平，微寒。味薄气升为阳。主阳气下陷，能引清气上行，而平少阳、厥阴之邪热。肝、胆、心包、三焦相火。时珍曰：行少阳，黄芩为佐；行厥阴，黄连为佐。宣畅气血，散结调经。昂按：人第知柴胡能发表，而不知柴胡最能和里。故劳药、血药，往往用之。【补中益气、逍遥散，皆用柴胡，取其和中，皆非解表也】。为足少阳胆经表药。胆为清净之府，无出无入，其经在半表半里，法当和解，小柴胡汤之属是也。若病在太阳，服之太早，则引贼入门；若病入阴经，复服柴胡，则重虚其表。最宜详慎。治伤寒邪热，仲景有大、小柴胡汤。痰热结实，虚劳肌热。寇宗奭曰：柴胡《本经》并无一字治劳，《药性论》、《日华子》皆言补劳伤，医家执而用之，贻误无穷。【《药性论》，甄权著】。时珍曰：劳有五，若劳在肝、胆、心、心包有热，则柴胡乃手足厥阴、少阳必用之药；劳在脾胃有热，或阳气下陷，则柴胡为升清退热必用之药。惟劳在肺肾者，不可用耳。寇氏一概摈斥，殊非通论。昂按：杨氏秦艽扶羸汤，治肺痿成劳，咳嗽声嘎，体虚自汗，用柴胡为君，则肺劳亦有用之者矣。呕吐心烦，邪在半表半里，则多呕吐。诸疟寒热，东垣曰：诸疟以柴胡为君，佐以引经之药。李士材曰：疟非少阳经慎用。喻嘉言曰：疟发必有寒有热，盖外邪伏于半表半里，适在少阳所主之界。入与阴争，阳胜则热；出与阳争，阴胜则寒。既纯热无寒，为瘅【瘅，音亶】疟、温疟；纯寒无热，为牝疟。要皆自少阳而造其极偏。补偏救弊，亦必返还少阳之界，使阴阳协和而后愈也。谓少阳而兼他经则有之，谓他经而不涉少阳，则不成其为疟矣。脉纵屡迁，而弦之一字，实贯彻之也。昂按：疟之不离少阳，犹咳之不离于肺也。《谈薮》云：张知阁久病疟，热时如火，年余骨立。医用茸、附诸药，热益甚。孙琳投以小柴胡汤，三服脱然。琳曰：此名劳疟，热从髓出。加以刚剂，气血愈亏。热有在皮肤、在脏腑、在骨髓，在骨髓者，非柴胡不可。若得银柴胡，只须一服。南方者力减，故三服乃效也。时珍曰：观此则得用药之妙的矣。昂按：据孙氏之说，是柴胡亦能退骨蒸也。**头眩目赤，胸痞胁痛**，凡胁痛，多是肝木有余，宜小柴胡汤加青皮、川芎、白芍。又左胁痛，宜活血行气；右胁痛，宜消食行痰。**口苦耳聋**。皆肝胆之邪。**妇人热入血室**，冲为血海，即血室也，男女皆有之。柴胡在脏主血，在经主气。**胎前产后诸热，小儿痘疹，五疳羸热，散十二经疮疽，血凝气聚，功同连翘**。连翘治血热，柴胡治气热，为少异。阴虚、火炎气升者禁用。

银州者根长尺余，微白，治劳疳良。北产者如前胡而软并良，南产者强硬不堪用。外感生用，内伤升气，酒炒用根，中①及下降用梢。有汗、咳者蜜水炒。前胡、半夏为使，恶皂角。

前胡 宣，解表；泻，下气。治风痰

辛以畅肺解风寒，甘以悦脾理胸腹，苦泄厥阴肝之热，寒散太阳膀胱之邪。微寒，一云微温。性阴而降，功专下气，气下则火降而痰消。气有余便是火，火则生痰。能除实热。治痰热哮喘，咳嗽呕逆，痞膈霍乱，小儿疳气，有推陈致新之绩。明目安胎。无外感者忌用。按：柴胡、前胡，均是风药，但柴胡性升，前胡性降为不同。肝胆经风痰，非前胡不能除。

皮白肉黑，味甘气香者良。半夏为使，恶皂荚，忌火。

麻黄 轻，发汗

辛，温，微苦。僧继洪曰：中牟产麻黄，地冬不积雪，性热，故过服泄真气。入足太阳膀胱。兼走手少阴、阳明心、大肠而为肺家专药。能发汗解肌，去

---

①　中：据《本草纲目》卷十三"此胡"，此前有"欲"字，"欲中"即欲令药走中焦的意思。可参。

营中寒邪、卫中风热。调血脉，通九窍，开毛孔。治中风伤寒，中，犹伤也。头痛温疟，咳逆上气，风寒郁于肺经。《经》曰：诸气膹郁，皆属于肺。痰哮气喘，哮症宜泻肺气，虽用麻黄，而不出汗，本草未载。赤黑斑毒，胃热。一曰斑症。表虚不得再汗，非便闭亦不可下，只宜清解其热。毒风疹痹，皮肉不仁，目赤肿痛，水肿风肿。过剂则汗多亡阳，夏月禁用。汗者心之液，过汗则心血为之动摇，乃剽悍之剂也。丹溪以人参、麻黄同用，亦攻补法也。东垣曰：十剂曰"轻可去实"，葛根、麻黄之属是也。邪客皮毛，腠理闭拒，营卫不行，故谓之实。二药轻清，故可去之。时珍曰：麻黄，太阳经药，兼入肺经，肺主皮毛；葛根，阳明经药，兼入脾经，脾主肌肉。二药皆轻扬发散，而所入不同。王好古曰：麻黄治卫实，桂枝治卫虚，虽皆太阳经药，其实营卫药也。心主营为血，肺主卫为气。故麻黄为手太阴肺之剂，桂枝为手少阴心之剂。【诸家皆以麻黄、桂枝为肺经药，谓伤寒传足不传手者，误也。】时珍曰：仲景治伤寒，无汗用麻黄，有汗用桂枝，未有究其精微者。津液为汗，汗即血也，在营则为血，在卫则为汗。寒伤营，营血内涩，不能外通于卫。卫气闭固，津液不行，故无汗发热而恶寒；风伤卫，卫气外泄，不能内护于营。营气虚弱，津液不固，故有汗发热而恶风。然风寒皆由皮毛而入，皮毛，肺之合也。盖皮毛外闭，则邪热内攻，故用麻黄、甘草同桂枝，引出营分之邪，达之肌表；佐以杏仁，泄肺而利气。汗后无大热而喘者加石膏。《活人书》夏至后加石膏、知母，皆泄肺火之药。是麻黄汤虽太阳发汗重剂，实散肺经火郁之药。腠理不密，则津液外泄而肺气虚，虚则补其母，故用桂枝同甘草，外散风邪以救表，内伐肝木以防脾【桂能平肝】；佐以芍药，泄木而固脾；使以姜、枣，行脾之津液而和营卫。下后微喘者，加厚朴、杏仁，以利肺气也。汗后脉沉迟者加人参，以益肺气也。《活人书》加黄芩为阳旦汤，以泻肺热也。是桂枝汤虽太阳解肌轻剂，实为理脾救肺之药也。

发汗用茎去节，煮十余沸，掠去浮沫，或用醋汤略泡，晒干备用。亦有用蜜炒者。庶免太发。止汗用根节。无时出汗为自汗，属阳虚；梦中出汗为盗汗，属阴虚。用麻黄根、蛤粉、粟米等分为末，袋盛扑之佳。时珍曰：麻黄发汗，骏不能御；根节止汗，效如影响。物理不可测如此。自汗有风湿、伤风、风温、气虚、血虚、脾虚、阴虚、胃热、痰饮、中暑、亡阳、柔痉等症，皆可加用。盖其性能行周身肌表，引诸药至卫分而固腠理。汗虽为心液，然五脏亦各有汗。《经》曰：饮食饱甚，汗出于胃；惊而夺精，汗出于心；持重远行，汗出于肾；疾走恐惧，汗出于肝；摇体劳苦，汗出于脾。厚朴、白微为使，恶辛夷、石膏。

荆芥　一名假苏。轻，宣，发表，祛风，理血

辛、苦而温，芳香而散。入肝经气分，兼行血分。其性升浮能发汗，又云：止冷汗、虚汗。散风湿，清头目，利咽喉。治伤寒头痛，中风口噤，

身强项直，口面喎邪，目中黑花。其气温散，能助脾消食，气香入脾。通利血脉。治吐衄肠风，崩中血痢，产风血运，产后去血过多，腹内空虚，则自生风，故常有崩运之患，不待外风表之也。荆芥最能散血中之风。华佗愈风散，荆芥三钱，微焙为末，豆淋酒调服，或童便服，诸家云甚效。瘰疬疮肿。清热散瘀，破结解毒。结散热清，则血凉而毒解。为风病、血病、疮家圣药。荆芥功本治风，又兼治血者，以其入风木之脏，即是藏血之地也。李士材曰：风在皮里膜外，荆芥主之，非若防风能入骨肉也。

连穗用，穗在于巅，故善升发。治血炒黑用。凡血药用山栀、干姜、地榆、棕榈、五灵脂等，皆应炒黑者，以黑胜红也。反鱼蟹、河豚、驴肉。

连翘 轻，宣，散结，泻火

微寒升浮。形似心，实似莲房，有瓣。苦入心，故入手少阴、厥阴心、心包气分而泻火，兼除手、足少阳三焦、胆。手阳明经大肠气分湿热。散诸经血凝气聚，营气壅遏，卫气郁滞，遂成疮肿。利水通经，杀虫止痛，消肿排脓。皆结者散之。凡肿而痛者为实邪，肿而不痛为虚邪，肿而赤者为结热，肿而不赤为留气停痰。为十二经疮家圣药。《经》曰：诸疮痛痒，皆属心火。

紫苏 宣，发表，散寒

味辛入气分，色紫入血分。香温散寒，通心利肺，开胃益脾，气香入脾。发汗解肌，和血下气，宽中消痰，祛风定喘，止痛安胎，利大小肠，解鱼蟹毒。多服泄人真气。时珍曰：同陈皮、砂仁，行气安胎；同藿香、乌药，温中止痛；同香附、麻黄，发汗解肌；同芎䓖、当归，和血散血；同桔梗、枳壳，利膈宽肠；同卜子、杏仁，消痰定喘；同木瓜、厚朴，散湿解暑，治霍乱脚气。

气香者良。宜橘皮，忌鲤鱼。

苏子与叶同功。润心肺，尤能下气定喘，止嗽消痰，利膈宽肠，温中开郁。有苏子降气汤。梗下气稍缓，虚者宜之。叶发汗散寒、梗顺气安胎，子降气开郁、消痰定喘。表弱气虚者忌用叶，肠滑气虚者忌用子。炒、研用。

薄荷 轻，宣，散风热

辛能散，凉能清。《本经》温，盖体温而用凉也。升浮能发汗。搜肝气而抑肺盛，消散风热，清利头目。治头痛头风，中风失音，痰嗽口气，语涩舌胎，_{含漱}。眼耳咽喉口齿诸病，_{辛香通窍而散风热}。皮肤瘾疹，瘰疬疮疥，惊热，_{凡小儿治惊药，俱宜薄荷汤调}。骨蒸，破血止痢。_{能治血痢。血痢病在凝滞，辛能散，凉能清}。虚人不宜多服。_{能发汗疏表，夏月多服，泄人元气}。

苏产、气芳者良。_{薄荷，猫之酒也；犬，虎之酒也；蜈蚣，鸡之酒也；桑椹，鸠之酒也；茵草【茵，亦作荩】，鱼之酒也，食之皆醉。被猫伤者，薄荷汁涂之}。

鸡苏 _{一名水苏，一名龙脑薄荷。轻，宣，散热，理血}

辛而微温。清肺下气理血，辟恶而消谷。治头风目眩，肺痿血痢，吐衄崩淋，喉腥口臭，邪热诸病。《局方》有龙脑鸡苏丸。

方茎中虚，似苏叶而微长，密齿面皱，气甚辛烈。

木贼 _{轻，发汗，退目翳}

温，微甘、苦。中空轻扬，与麻黄同形性，亦能发汗解肌，升散火郁风湿。入足厥阴、少阳血分，益肝胆。治目疾，退翳膜，_{翳乃肝邪郁遏，不能上通于目}。及疝痛脱肛，肠风痔瘘，赤痢崩中诸血病。

浮萍 _{轻，发汗，利湿}

辛散轻浮。入肺经，达皮肤，能发扬邪汗，_{丹溪曰：浮萍发汗，甚于麻黄}。止瘙痒、消渴。_{捣汁服}。生于水，又能下水气，利小便，治一切风湿瘫痪。_{浮萍一味，蜜丸酒服，治三十六种风。浓煮汁浴，治恶疾疮癞遍身。烧烟辟蚊}。

紫背者良。

苍耳子 _{一名菜耳，即《诗》卷耳。轻，发汗，散风湿}

甘、苦，性温。善发汗、散风湿，上通脑顶，下行足膝，外达皮肤。治头痛目暗，齿痛鼻渊，肢挛痹痛，瘰疬疮疥，_{采根叶熬，名万应膏}。遍身瘙痒。_{作浴汤佳}。

去刺，酒拌蒸。忌猪肉。《圣惠方》云：叶捣汁，治产后痢。

天麻 _{宣，祛风}

辛，温。入肝经气分。益气强阴，通血脉，强筋力，疏痰气。治诸风眩掉，头旋眼黑，语言不遂，风湿痹音顽痹，小儿惊痫。诸风眩掉，皆属肝木。肝病不能荣筋，故见前症。天麻入厥阴而治诸疾，肝气和平，诸疾自瘳。血液衰少及类中风者忌用。风药能燥血故也。昂按：风药中须兼养血药，制其燥也。养血药或兼搜风药，宣其滞也。古云：治风先治血，血行风自灭。

根类黄瓜，茎名赤箭。有风不动，无风反摇，一名定风草。明亮坚实者佳。湿纸包煨熟，切片，酒浸一宿，焙用。

秦艽 宣，去风湿

苦燥湿，辛散风。去肠胃之热，益肝胆之气，养血荣筋。风药中润剂，散药中补剂。治风寒湿痹，《经》曰：风寒湿三气杂至，合而为痹。风胜为行痹，寒胜为痛痹，湿胜为着痹。痹在于骨则体重，在脉则血涩，在筋则拘挛，在肉则不仁，在皮则寒。通身挛急，血不荣筋。虚劳骨蒸，时珍曰：手足阳阴经药，兼入肝胆。阳明有湿则手足酸痛寒热，有热则日晡潮热骨蒸。《圣惠方》治急劳烦热，秦艽、柴胡各一两，甘草五钱，为末，每服三钱。治小儿骨蒸潮热，食减瘦弱，秦艽、炙甘草各一两，每服一二钱，钱乙加薄荷五钱。疸黄酒毒，肠风泻血，口噤牙痛，齿下龈属手阳明大肠经。张洁古曰：秦艽能去下牙痛，及本经风湿。湿胜风淫之症。利大小便。牛乳点服，兼治黄疸，烦渴便赤。

形作罗纹相交，长大黄白、左纹者良。菖蒲为使，畏牛乳。

豨莶草 宣，去风湿

苦、辛。生寒，熟温。治肝肾风气，四肢麻痹，筋骨冷痛，腰膝无力，风湿疮疡。若痹痛由脾肾两虚，阴血不足，不由风湿而得者，忌服。风药能燥血。

江东人呼猪为豨，其草似猪莶臭，故名。唐·成讷有进豨莶表。宋·张咏进豨莶表云：其草金棱银线，素茎紫荄，对节而生，颇同苍耳。臣吃百服，眼目清明。即至千服，须发乌黑，筋力轻健，效验多端。以五月五日、六月六日、七月七日、九月九日采者尤佳。去粗茎，留枝叶花实，酒拌蒸晒九次，蜜丸，甚益元气。豨莶辛苦气寒，故必蒸晒九次，加以酒蜜，则苦寒之阴浊尽去，而清香之美味见矣。数不至九，阴浊未尽，则不能透骨搜风而却病也。捣汁熬膏，以甘草、生地煎膏，炼蜜三味收之，酒调服尤妙。

威灵仙 宣，行气，祛风

辛泄气，咸泄水。《本草》苦，元素甘。气温属木。其性善走，能宣疏五脏，通行十二经络。治中风头风，痛风顽痹，湿热流于肢节之间，肿属湿，痛属热，汗多属风，麻属气虚，木属湿痰死血。十指麻木，亦是胃中有湿痰死血，脾主四肢故也。痛风当分新久，新痛属寒，宜辛温药；久痛属热，宜清凉药。河间所谓暴病非热，久病非寒是也。大法宜顺气清痰、搜风散湿、养血去瘀为要。《威灵仙传》曰：一人手足不遂数十年，遇新罗僧，曰得一药可治，入山求之，乃威灵仙也，服之而愈。癥瘕积聚，痰水宿脓，黄疸浮肿，大小肠秘，风湿痰气，一切冷痛。性极快利，积疴不瘥者，服之有捷效。然疏泄真气，弱者慎用。和砂仁、砂糖，醋煎，治诸骨鲠。

根丛须数百条，长者二尺余，色深黑，俗名铁脚威灵仙。忌茗、面汤。

钓藤钩 宣，去风热，定惊

甘、微苦，寒。除心热，平肝风。治大人头旋目眩，小儿惊啼瘛疭，音炽纵。筋急而缩为瘛，筋缓而弛为疭，伸缩不已为瘛疭，俗谓之搐搦是也。客忤胎风，发斑疹。主肝风相火之病，风静火息，则诸症自除。相火散行于胆、三焦、心包。

有刺，类钓钩。藤细多钩者良。纯用钩，功力加倍。久煎则无力。

茵芋 宣，去风湿

辛、苦、微温，有小毒。治风湿拘挛痹痛。时珍曰：古方治风痫，有茵芋丸；治风痹，有茵芋酒；治产后风，有茵芋膏。风湿诸症多用之。茵芋、石南、莽草【莽草，即茵草，音罔】，皆治风妙品，近世罕知。莽草辛温有毒，治头风痛肿，乳痈疝瘕。苏颂曰：古方风湿诸酒多用之，今人取叶煎汤热含，治牙虫、喉痹甚效。甄权曰：不入汤。

茎赤，叶如石榴而短厚。茎、叶炙用。

当归 补血，润燥，滑肠

甘温和血，辛温散内寒，苦温助心散寒。诸血属心，凡通脉者，必先补心，当归苦温助心。入心、肝、脾，心生血，肝藏血，脾统血。为血中之气药。治虚劳寒热，咳逆上气，血和则气降。温疟，厥阴肝邪。澼痢，便血目澼。头痛腰痛，心腹诸痛，散寒和气。风痉无汗，痉，音擎，上声。身强项直，角弓反张曰痉。无汗为刚痉，有汗为柔痉。当归辛散风，温和血。产后亦有发痉者，以脱血无以养筋

也，宜十全大补汤。**痿痹癥瘕**，筋骨缓纵，足不任地曰痿；风寒湿客于肌肉血脉曰痹；血凝气聚，按之坚硬曰癥；虽坚硬而聚散无常曰瘕，尚未至癥也。**痈疽疮疡**。冲脉为病，气逆里急；带脉为病，腹痛腰溶溶如坐水中，冲脉起于肾下，出于气街，侠脐上行，至胸中，上颃颡，渗诸阳，灌诸精，下行入足，渗三阴，灌诸络，为十二经脉之海，主血。带脉横围于腰如束带，总约诸脉。**及妇人诸不足，一切血症，阴虚而阳无所附者。润肠胃，泽皮肤，养血生肌**，血旺则肉长。**排脓止痛**。血和则痛止。**然滑大肠，泻者忌用**。当归为君，白芍为臣，地黄为佐，芎䓖为使，名四物汤。治血之总剂，血虚佐以人参、黄耆；血热佐以条芩、栀、连；血积佐以大黄、牵牛。昂按：血属阴，四物能养阴，阴得其养，则血自生，非四物能生血也。若气虚血弱之人，当用人参，取血旺生阴之义。多有过服四物阴滞之药，而反致害者。

使气血各有所归，故名。血滞能通，血虚能补，血枯能润，血乱能抚。盖其辛温能行气分，使气调而血和也。东垣曰：头止血而上行，身养血而中守，尾破血而下流，全活血而不走。雷敩、海藏并云：头破血。时珍曰：治上用头，治中用身，治下用尾，通治全用。一定之理也。

川产力刚善攻，秦产力柔善补。以秦产头圆尾多、肥润气香者良，名马尾当归；尾粗坚枯者，名镵头当归，只宜发散用。**治血酒制，有痰姜制**。昂按：当归非治痰药，姜制亦臆说耳。**畏菖蒲、海藻、生姜，恶湿面**。

芎䓖 补血润燥，宣，行气搜风

辛、温升浮。为少阳引经胆。**入手足厥阴气分**心包、肝。**乃血中气药**。助清阳而开诸郁，丹溪曰：气升则郁自降，为通阴阳血气之使。**润肝燥、补肝虚**。肝以泻为补，所谓辛以散之，辛以补之。**上行头目，下行血海**冲脉。**搜风散瘀，止痛调经**。治风湿在头，血虚头痛，能引血下行，头痛必用之，加各引经药：太阳羌活，阳明白芷，少阳柴胡，太阴苍术，少阴细辛，厥阴吴茱萸。丹溪曰：诸经气郁，亦能头痛。**腹痛胁风，气郁血郁，湿泻血痢，寒痹筋挛，目泪多涕**肝热。**风木为病**，诸风眩掉，皆属肝木。**及痈疽疮疡**。痈从六腑生，疽从五脏生，皆阴阳相滞而成。气为阳，血为阴，血行脉中，气行脉外，相并周流。寒湿抟之，则凝滞而迟，为不及；火热抟之，则沸腾而行速，为太过。气郁邪入血中，为阴滞于阳；血郁邪入气中，为阳滞于阴，致生恶毒，然百病皆由此起也。芎、归能和血行气而通阴阳。**男妇一切血症。然香窜辛散，能走泄真气，单服久服，令人暴亡**。单服则脏有偏胜，久服则过剂生邪，故有此失。若有配合节制，则不至此矣。昂按：芍、地酸寒为阴，芎、归辛温为阳，故四物取其相济以行血药之滞耳。川芎辛散，岂能生血者乎？治法云：验胎法：

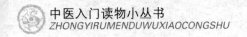

妇人过经三月，用川芎末，空心热汤调一匙服，腹中微动者是胎，不动者是经闭。

蜀产为川芎，秦产为西芎，江南为抚芎。以川产大块、里白不油、辛甘者胜。白芷为使，畏黄连、硝石、滑石，恶黄耆、山茱萸。

白芍 补血，泻肝，涩，敛阴

苦、酸，微寒。入肝脾血分，为手足太阴行经药肺、脾。泻肝火，酸敛肝，肝以敛为泻，以散为补。安脾肺，固腠理，肺主皮毛，脾主肌肉。肝木不克土，则脾安。土旺能生金，则肺安。脾和肺安，则腠理固。和血脉，收阴气，敛逆气，酸主收敛。散恶血，利小便，敛阴生津，小便自利，非通行之谓也。缓中止痛，东垣曰：《经》曰：损其肝者缓其中，即调血也。益气除烦，敛汗安胎，补劳退热。治泻痢后重，能除胃中湿热。脾虚腹痛，泻痢俱太阴病，不可缺此，寒泻冷痛忌用。虞天民曰：白芍不惟治血虚，大能行气。古方治腹痛，用白芍四钱，甘草二钱，名芍药甘草汤。盖腹痛因营气不从，逆于肉里，白芍能行营气，甘草能敛逆气，又痛为肝木克脾土，白芍能伐肝故也。【天民又曰：白芍止治血虚腹痛，余痛不治，以其酸寒收敛，无温散之功也】。心痞胁痛，胁者，肝胆二经往来之道。其火上冲，则胃脘痛，横行则两胁痛。白芍能理中泻肝。肺胀喘噫噫同。痈肿疝瘕。其收降之体，又能入血海，冲脉为血海，男女皆有之。而至厥阴肝经治鼻衄鼻血日衄，音女六切目涩，肝血不足，退火益阴，肝血自足。妇人胎产，及一切血病。又曰产后忌用。丹溪曰：以其酸寒伐生发之气也，必不得已，酒炒用之可耳。时珍曰：产后肝血已虚，不可更泻也。寇氏曰：减芍药以避中寒。微寒如芍药，古人犹谆谆告诫，况大苦大寒，可肆行而莫之忌耶？○同白术补脾，同参、耆补气，同归、地补血，同芎䓖泻肝，同甘草止腹痛，同黄连止泻痢，同防风发痘疹，同姜、枣温经散湿。

赤芍药主治略同，尤能泻肝火，散恶血，治腹痛坚积，血痹疝瘕，邪聚外肾为疝，腹内为瘕。经闭肠风，痈肿目赤。皆散泻之功。白补而收，赤散而泻。白益脾，能于土中泻木；赤散邪，能行血中之滞。产后俱忌用。

赤白各随花色，单瓣者入药。酒炒用。制其寒。妇人血分醋炒，下痢后重不炒。恶芒硝、石斛，畏鳖甲、小蓟，反藜芦。

生地黄 大泻火

甘、苦，大寒，入心肾。泻丙火，小肠为丙火，心与小肠相表里，导赤散与木通同用清燥金。胃、大肠火。消瘀通经，平诸血逆。治吐衄崩中。唾血者，血随唾出；咯血者，随痰咯出，或带血丝，出肾经及肺经。自两胁逆上吐出者，属肝经。衄血者，血溢于脑，从鼻而出；咳血者，咳出痰内有血，并属肺经。吐出、呕出成盆成碗者，属胃经。经漏不止曰崩。血热则妄行，宜以此凉之。虚人忌用，用干地黄可也。**伤寒阳强、痘症大热**。痘症用之甚多，本草未载。**多服损胃**。

生掘鲜者，捣汁饮之，或用酒制，则不伤胃。生则寒，干则凉，热则温。故分为三条，以便施用。

干地黄　补阴，凉血

甘、苦而寒，沉阴而降。入手足少阴心、肾、厥阴心包、肝及手太阳经小肠。滋阴退阳，凉血生血。**治血虚发热**，《经》曰：阴虚生内热。**劳伤咳嗽**，咳嗽阴虚者，地黄丸为要药，亦能除痰。丹溪曰：久病阴火上升，津液生痰不生血，宜补血以制相火，其痰自除。**痿痹惊悸**，有触而心动曰惊，无惊而自动曰悸，即怔忡也。有因心虚火动者，有因肝虚胆怯者，有因水停心下者，火畏水，故悸也。地黄能交心肾而益肝胆，亦能行水，故治之。**吐衄尿血**，痛为血淋，不痛为尿血。由心肾气结，或忧思房劳所致。多属虚寒，不可专作热治。**血晕崩中**，《经》曰：阴虚阳搏谓之崩。**足下热痛，折跌绝筋**。生地一斤，瓜姜糟一斤，生姜四两，炒热，罨伤折处，冷则易之。又生地汁三分，酒升半，煮服，下扑损瘀血。**填骨髓，长肌肉，利大小便，调经安胎。又能杀虫。治心腹急痛**。《海上方》：捣汁和面作怀饦食，能利出虫。忌用盐。《本草汇》曰：丹溪云：气病补血，虽不中病，亦无害也。不知血药属阴，其性凝滞，若胃虚气弱之人，过服归、地等剂，反致痞闷，饮食减少，变症百出，至死不悟，岂不惜哉！大抵血虚固不可专补其气，而气虚亦不可徒补其血也。凡劳病，阳虚宜四君补气，阴虚宜四物补血，阴阳俱虚者，宜合用，名八珍汤。

江浙生者，南方阳气力微；北方生者，纯阴力大，以怀庆肥大、菊花心者良。酒制则上行外行，姜制则不泥膈。恶贝母，畏芜荑，忌莱菔、葱、蒜、铜铁器。得酒、门冬、丹皮、当归良。

熟地黄　平补肝肾，养血滋阴

甘而微温。入手足少阴、厥阴经。滋肾水，补真阴，填骨髓，生精血，聪耳明目，耳为肾窍，目为肝窍。目得血而能视，耳得血而能聪。**黑发乌髭，治劳伤风痹，胎产百病，为补血之上剂**。丹溪曰：产前当清热养血为主，产后宜大补气血为主，虽有杂症，从末治之。昂按：丹溪产后大补气血一语，诚至当不易之论。后人不善用之，多有风寒未解，瘀血未尽，妄施峻补，反致大害者，不可不察。王硕云：男子多阴虚，宜熟地；女子多血热，宜生地。

以好酒拌砂仁末，浸蒸晒九次用。地黄性寒，得酒与火与日则温。性泥，得砂仁则利气，且能引入丹田。六味丸用之为君，尺脉弱者加桂、附，所谓益火之原，以消阴翳也。尺脉旺者加知、柏，所谓壮水之主，以制阳光也。

何首乌 平补肝肾，涩精

苦坚肾，温补肝，甘益血，涩收敛精气。添精益髓，养血祛风，治风先治血，血活则风散。**强筋骨，乌髭发，**故名首乌。**令人有子，为滋补良药。气血太和，则劳瘦风虚、崩带疮痔、瘰疬痈肿，诸病自已。**营血调则痈肿消。赤者，外科呼为疮帚。**止恶疟。**益阴补肝，疟疾要药，而本草不言治疟。时珍曰：不寒不燥功在地黄、天冬诸药之上。

有赤白二种。夜则藤交，一名交藤，有阴阳交合之象。赤雄入血分，白雌入气分。以大如拳、五瓣者良。三百年者大如栲栳，服之成地仙。凡使赤、白各半泔浸，竹刀刮皮切片，用黑豆与首乌拌匀，铺柳甑，入砂锅，九蒸九晒用。茯苓为使，忌诸血、无鳞鱼、莱菔、葱、蒜、铁器。唐时有何首乌者，祖名能嗣，父名延秀。能嗣五十八，尚无妻子，服此药七日，而思人道，娶妻连生数子。延秀服之，寿百六十岁。首乌又服之，寿百三十岁，发犹乌黑，李翱为立《何首乌传》。然流传虽久，服者尚少。明嘉靖初，方士邵应节进七宝美髯丹，世宗服之，连生皇子，遂盛行于世。方用赤、白何首乌各一斤，黑豆拌，九蒸晒。茯苓半斤，乳拌。当归、枸杞、兔丝各半斤，俱酒浸。牛膝半斤，酒浸。同首乌第七次蒸至第九次。破故纸四两，黑脂麻炒，蜜丸。并忌铁器。昂按：地黄、何首乌，皆君药也，故六味丸以地黄为君，七宝丹以何首乌为君，各有配合，未可同类而共施也。即有加减，当各依本方，随病而施损益。今人多以何首乌加入地黄丸中，合两方而为一方，是一药二君，安所适从乎？失制方之本义矣。

增订本草备要卷之二

休宁汪　昂讱庵著辑　　男汪　端其两
弟汪　桓殿武参订　　佺汪惟宠子锡同较
同学郑曾庆赞寰同订　佺婿仇　澐天一

草部

牡丹皮　泻伏火而补血

辛、苦，微寒。入手足少阴心、肾、厥阴心包、肝。泻血中伏火，色丹故入血分。时珍曰：伏火即阴火也，阴火即相火也。世人专以黄柏治相火，不知丹皮之功更胜，故仲景肾气丸用之。和血凉血而生血，血热则枯，凉则生。破积血，积瘀不去则新血不生。通经脉。为吐衄必用之药。血属阴，本静，因相火所逼，故越出上窍。治中风五劳，惊痫瘛疭。筋脉伸缩抽掣为瘛疭。或手足抽掣，口眼㖞邪，卒然眩仆，吐涎身软，时发时止为痫。皆阴虚血热，风火相搏，痰随火涌所致。除烦热，疗痈疮，凉血。下胞胎，退无汗之骨蒸。张元素曰：丹皮治无汗之骨蒸，地骨皮治有汗之骨蒸。神不足者手少阴，志不足者足少阴。故仲景肾气丸用丹皮，治神志不足也。按《内经》云：水之精为志，故肾藏志；火之精为神，故心藏神。

单瓣花红者入药，肉厚者佳。酒拌蒸用。畏贝母、菟丝、大黄，忌蒜、胡荽，伏砒。时珍曰：花白者补，赤者利，人所罕悟，宜分别之。

续断　补肝肾，理筋骨

苦温补肾，辛温补肝。能宣通血脉而理筋骨。主伤中，补不足，《经疏》云：味甘故然。暖子宫，缩小便，破瘀血。治腰痛胎漏，怀妊沥血。崩带遗精，肠风血痢，《是斋方》：平胃散一两，川续断二钱半，每服二钱，米饮下，治时痢亦验。痈痔肿毒。又主金疮折跌，以功命名。止痛生肌。女科外科，需为上剂。

川产良。状如鸡脚，皮黄皱、节节断者真。去向里硬筋，酒浸用。

地黄为使。

骨碎补 <small>补肾，治折伤</small>

苦温补肾，故治耳鸣，<small>耳鸣必由肾虚。</small>及肾虚久泻。<small>研末，入猪肾煨熟，空心食之。肾主二便，久泻多属肾虚，不可专责脾胃也。</small>肾主骨，故治折伤，以功命名。<small>粥和傅伤处。《经》曰：肾者胃之关也。前阴利水，后阴利谷。</small>牙痛。<small>炒黑为末，擦牙，咽下亦良。</small>又入厥阴，<small>心包，肝。</small>能破血止血。<small>入血行伤，故治折伤，粥和末裹伤处。</small>

根似姜而扁长。去毛用，或蜜拌蒸。

益母草 <small>一名茺蔚。通行瘀血，生新血</small>

辛微苦寒。入手、足厥阴，<small>心包，肝。</small>消水行血，去瘀生新，调经解毒。<small>瘀血去则经调。</small>治血风血运，血痛血淋，胎漏产难，崩中带下。<small>带脉横于腰间，病生于此，故名为带。赤属血，白属气。气虚者，补中益气而兼升提。血虚者，养血滋阴而兼调气。</small>为经产良药，消疔肿乳痈，<small>亦取其散瘀解毒。</small>通大小便。然辛散之药，瞳子散大者忌服。

益母子主治略同，调经益精，明目，<small>血滞病目者则宜之。</small>活血，顺气逐风。<small>气行则血行，血活则风散。</small>行中有补。治心烦头痛，<small>血虚而热之候。</small>胎产带崩，令人有子。<small>有补阴之功。时珍曰：益母根茎花叶实，皆可同用。若治疮肿胎产，消水行血，则宜并用；若治血分风热，明目调经，用子为良。盖根茎花叶专于行，子则行中有补也。《产宝》济阴返魂丹，小暑端午或六月六日，采益母茎叶花实，为末蜜丸，治胎产百病。《近效方》捣汁熬膏亦良。</small>

忌铁。子微炒用。

泽兰 <small>通，行血，消水</small>

苦泄热，甘和血，辛散郁，香舒脾。入足太阴、厥阴<small>脾、肝。</small>通九窍，利关节，养血气，长肌肉，破宿血，调月经，消癥瘕，散水肿<small>防己为使。</small>治产后血沥腰痛。<small>瘀行未尽。</small>吐血鼻洪，目痛头风，痈毒扑损。补而不滞，行而不峻，女科要药。<small>古方泽兰丸甚多。</small>

时珍曰：兰草、泽兰，一类二种，俱生下湿。紫茎素枝，赤节绿叶，叶对节生，有细齿。但以茎圆节长、叶光有歧者为兰草；茎微方、节短，叶有毛者为泽兰。嫩时并可揉^{音那}而佩之，《楚辞》所谓纫秋兰以为佩是也。朱文公《离骚辨证》云：必花叶俱香，燥湿不变，方可刈佩。今之兰蕙，花虽香而叶无气，质弱易萎，不可刈佩。**吴人呼为香草，俗名孩儿菊。**夏日采，置发中，则发不膩，浸油涂发，去垢香泽，故名泽兰。**兰草走气分，故能利水道，除痰癖，杀蛊辟恶，而为消渴良药。**《经》曰：数食肥甘，传为消渴。治之以兰，除陈气也。**泽兰走血分，故能消水肿，涂痈毒，破瘀除癥，而为妇人要药。以为今之山兰者，误矣！防己为使。**寇宗奭、朱丹溪并以兰草为山兰之叶，李时珍考众说以讥之。按别本云：兰叶甘寒，清肺开胃，消痰利水，解郁调经，闽产者力胜。【闽产为胜，则是建兰矣。】李士材云：兰叶禀金水之气，故入肺脏，东垣方中尝用之，《内经》所谓治之以兰除陈气者是也，余屡验之。李时珍又谓东垣所用乃兰草。其集诸家之言曰：陈《遁斋闲览》云楚《骚》之兰，或以为都梁香，或以为泽兰，或以为猗兰，当以泽兰为正。今之所种如麦门冬者名幽兰，非真兰也。故陈止斋著《盗兰说》以讥之。【既名幽兰，正合《骚》经矣。】方虚谷《订兰说》言古之兰草即今之千金草，俗名孩儿菊者；今之所谓兰，其叶如茅者，根名土续断，因花馥郁，故得兰名。杨升庵云：世以如蒲、萱者为兰，"九畹"之受诬也久矣。【升庵九种，多有未确，故屠文烛作《正杨》以辨之。】又吴草庐有《兰说》云：兰为医经上品，有根有茎，草之植者也。今所谓兰无枝无茎，因黄山谷称之，世遂谬指为《离骚》之兰。寇氏本草溺于流俗，反疑旧说为非。夫医经为实用，岂可诬哉？今之兰果可以利水杀虫而除痰癖乎？其种盛于闽，朱子闽人，岂不识其土产而辨析若此？世俗至今，犹以非兰为兰，何其惑之甚也。昂按：朱子辨兰，援《离骚》纫佩以为症，窃谓纫佩亦骚人风致之词耳。如所云饮木兰之坠露，餐秋菊之落英，岂真露可饮而英可餐乎？又云制芰荷以为衣，集芙蓉以为裳，岂真芰荷可衣、芙蓉可裳乎？宋儒释经执泥，恐未可为定论也。第《骚》经既言秋兰，则非春兰明矣。《本经》既言泽兰，则非山兰明矣。是《离骚》之秋兰，当属《本经》之泽兰无疑也。然《离骚》不常曰春兰兮秋菊乎？不又曰结幽兰而延伫乎？不又曰疏石兰以为芳乎？若秋兰既属之泽兰，将所云春兰、幽兰、石兰者，又不得为山兰，当是何等之兰乎？且山兰为花中最上之品，古今评者，列之梅、菊之前，今反屈于孩儿菊之下，以为盗袭其名，世间至贱之草，皆收入本草，独山兰清芬佳品，摈弃不录，何其不幸若斯之甚也！本草杀虫之药最多，皆未必有验，至于行水消痰，固山兰之叶力所优为者也。盖李时珍、陈、方、吴、杨辈，皆泥定陈藏器，以泽兰、兰草为一类二种，遂併《骚》经而疑之。崇泽兰而黜山兰，遂令兰草无复有用之者。不思若以为一类，则《本经》兰草一条，已属重出，何以《本经》兰草反列之上品，而泽兰止为中品乎？况一入气分，一入血分，迥然不同。又《骚》经言兰者凡五，除木兰人所共识，其余春兰、秋兰、幽兰、石兰，若皆以为孩儿菊，是不特二种一类，且四种一类矣。而以为"九畹"之受诬，岂理也哉！盖《本经》言泽兰，所以别乎山也；言兰草，明用叶而不用其花也；《骚》经言秋兰，所以别乎春也；言石兰，所以别乎泽也。愚谓秋兰当属泽兰，而春兰、石兰，定是山兰。其曰幽兰，则山兰之别名，以其生于深山穷谷故也。【泽兰町畦贱品，幽字何可当也】寇氏、朱氏之论，又安可全非也？姑附愚说，以容多识之士。

白薇　泻血热

苦、咸而寒。阳明、冲任之药。利阴气，下水气。主中风身热支满，忽忽不知人，阴虚火旺，则内热生风。火气焚灼，故身热支满。痰随火涌，故不知人。血厥，汗出过多，血少，阳气独上，气塞不行而厥，妇人尤多。此症宜白薇汤，白薇、当归各一两，参五钱，甘草钱半，每服五钱。热淋，温疟洗洗，寒热酸痛，寒热作，则营气不能内营，故酸痛。妇人伤中淋露，血热。千金白薇散治胎前产后遗尿不知时，白薇、芍药等分，酒调服。丹溪曰：此即河间所谓热甚廷孔郁结，神无所依，不能收禁之意也。廷孔，女人溺孔也。产虚烦呕。仲景安中益气竹皮丸用之。《经疏》曰：古方调经种子，往往用之。盖不孕缘于血热血少，而其源起于真阴不足，阳胜而内热，故营血日枯也。益阴清热，则血自生旺而有子矣，须佐以归、地、芍药、杜仲、苁蓉等药。

似牛膝而短小柔软。去须，酒洗用。恶大黄、大戟、山茱、姜、枣。

艾叶　宣，理气血；燥，逐寒湿

苦、辛。生温、熟热。纯阳之性，能回垂绝之元阳。通十二经，走三阴，太、少、厥。理气血，逐寒湿，暖子宫，止诸血，温中开郁，调经安胎。胎动腰痛下血，胶艾汤良，阿胶、艾叶煎服。亦治虚痢。治吐衄崩带，治带要药。腹痛冷痢，霍乱转筋。皆理气血、逐寒湿之效。杀蛔，治癣。醋煎。外科有用干艾作汤，投白矾二三钱洗疮，然后敷药者。盖人血气冷，必假艾力以佐阳，而艾性又能杀虫也。以之灸音九火，能透诸经而治百病。血热为病者禁用。灸火则气下行，入药则热上冲，不可过剂。丹田气弱，脐腹冷者，以熟艾装袋，兜脐腹甚妙。寒湿脚气，亦宜以此夹入袜内。

陈者良。揉捣如绵，谓之熟艾，灸火用。妇人丸散，醋煮捣饼，再为末用。入茯苓数片同研，则易细。煎服宜鲜者，苦酒醋也、香附为使。艾附丸，调妇人诸病。宋时重汤阴艾，自明成化来，则以蕲州艾为胜。云灸酒坛，一灸便透。《蒙筌》《发明》，并以野艾为真，蕲艾虽香，实非艾种。

延胡索　宣，活血，利气

辛苦而温。入手足太阴肺、脾、厥阴心包、肝经。能行血中气滞，气中血滞，通小便，除风痹。治气凝血结，上下内外诸痛，通则不痛。癥瘕崩淋，月候不调，_{气血不和，因而凝滞，不以时至。}产后血运，暴血上冲，折伤积血，疝气危急。为活血利气第一药。然辛温走而不守，_{独用力迅，宜兼补气血药。}通经坠胎，血热气虚者禁用。

根如半夏。肉黄、小而坚者良。酒炒行血，醋炒止血。生用破血，炒用调血。

红花　_{古名红兰花。通，行血，润燥}

辛、苦、甘，温。入肝经而破瘀血，活血，_{瘀行则血活。有热结于中，暴吐紫黑血者，吐出为好。吐未尽，加桃仁、红花行之。大抵鲜血宜止，瘀血宜行。}润燥，消肿止痛。_{凡血热血瘀，则作肿作痛。}治经闭便难，血运口噤，胎死腹中，_{非活血行血不能下。}痘疮血热，_{本草不言治痘。}喉痹不通。又能入心经，生新血。_{须兼补血药为佐使。}

俗用染红，并作胭脂。_{胭脂活血解毒。痘疔挑破，以油胭脂傅之良。}少用养血，多则行血，过用能使血行不止而毙。_{血生于心包，藏于肝，属于冲、任。红花汁与相类，故治血病。有产妇血闷而死，名医陆氏以红花数十斤煮汤，寝妇于上而熏之，汤冷再加，半日而苏。《金匮》有红兰花酒，云治妇人六十二种风。}

茜草　_{通，行血}

色赤入营，气温行滞，味酸走肝，而咸走血。_{《本经》苦寒。}入厥阴血分_{心包、肝。}能行血止血，_{能行故能止。消瘀通经。又能止吐、崩、尿血。}消瘀通经。_{酒煎一两，通经甚效。}治风痹黄疸，_{疸有五：黄疸、谷疸、酒疸、黄汗疸、女劳疸。此盖蓄血发黄，不专于温热者也。女劳疸必属肾虚，亦不可以湿热例治。当用四物、知、柏壮其水，参、术培其气，随症而加利湿清热药。}崩运扑损，痔瘘疮疖。血少者忌用。

根可染绛。忌铁。

紫草　_{泻血热，滑肠}

甘、咸，气寒。入厥阴血分_{心包、肝。}凉血活血，利九窍，通二便。_{咸寒性滑。}治心腹邪气，_{即热也。}水肿五疸，癍癣恶疮，_{血热所致。}及痘疮血热毒盛、二便闭涩者。_{血热则毒闭，得紫草凉之，则血行而毒出。大便利者忌之。《活幼心书》云：紫草性寒，小儿脾实者可用，脾虚者反能作泻。古方惟用茸，取其初得阳气，}

以类触类，用发痘疮。今人不达此理，一概用之，误矣。**泻者忌用。**

去头须，酒洗。

凌霄花 一名紫葳。泻血热

甘、酸而寒。入厥阴血分。心包、肝。能去血中伏火，破血去瘀。主产乳余疾，崩带癥瘕，肠结不大便血闭，淋闭风痒，血热生风之症。女科多用，孕妇忌之。《本经》云：养胎。《经疏》云：破血之药，非所宜也。○肺痈有用之为君药者。凌霄花为末，和蜜陀僧唾调，敷酒齇，甚验。

藤生，花开五瓣，黄赤有点。不可近鼻闻，伤脑。

大、小蓟 泻，凉血

甘，温。大明曰凉。皆能破血下气，行而带补。治吐衄肠痈，女子赤白沃，安胎。凉血之功。小蓟力微，能破瘀生新，保精养血，退热补虚，不能如大蓟之消痈毒。丹溪曰：小蓟治下焦结热血淋。《本事方》：一人冷气入阴囊，肿满疼痛，煎大蓟汁服，立瘥。

两蓟相似，花如髻。大蓟茎高而叶皱，小蓟茎低而叶不皱。皆用根。

三七 亦名山漆。泻，散瘀，定痛

甘、苦，微温。散血定痛。治吐血衄血，血痢血崩，目赤痈肿。醋磨涂即散。已破者为末掺之。**为金疮杖疮要药。**杖时先服一二钱，则血不冲心。杖后敷之，去瘀消肿易愈。大抵阳明、厥阴血分之药，故治血病。

此药近时始出，军中恃之。从广西山洞来者，略似白及、地黄，有节，味微甘，颇似人参。以末掺猪血中，血化为水者真。近出一种，叶似菊、艾而劲厚，有歧尖，茎有赤棱，夏秋开黄花，蕊如金丝，盘纽可爱，而气不香。根大如牛蒡，味甘。极易繁衍。云是三七，治金疮折伤血病甚效，与南中来者不同。

地榆 涩，止血

苦酸微寒。性沉而涩。本草未尝言涩，然能收汗止血，皆酸敛之功也。入下焦，除血热。治吐衄崩中，血虚禁用。肠风，血鲜者为肠风，随感而见也；血瘀者为脏毒，积久而发也。粪前为近血，出肠胃；粪后为远血，出肺肝。**血痢。**苏颂曰：古方断下多用之。【苏颂，著《本草图经》】。寇宗奭曰：虚寒泻痢及初起者忌用。

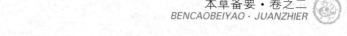

似柳根，外黑里红。取上截，炒黑用。梢反行血。得发良。恶麦冬。

蒲黄　生滑，行血；炒涩，止血

甘平。厥阴血分药心包、肝。生用性滑，行血消瘀，通经脉，利小便，祛心腹膀胱寒热。同五灵脂，治心腹血气痛，名失笑散。疗扑打损伤，疮疖诸肿。一妇舌胀满口，以蒲黄频掺，比晓乃愈。宋度宗舌胀满口，御医用蒲黄、干姜末等分，搽之愈。时珍曰：观此则蒲黄之凉血、活血可知矣。盖舌为心苗，心包相火，乃其臣使，得干姜，是阴阳相济也。炒黑性涩，止一切血，崩带泄精。

香蒲，花中蕊屑，汤成入药。

卷柏　生、泻，行血；炙，涩，止血

生用辛平，破血通经，治癥瘕淋结；炙用辛温，止血，治肠风脱肛。生石上，拳挛如鸡足，俗呼万年松。凡使，盐水煮半日，井水煮半日，焙用。

蔄茹　泻，破血

辛，寒，有小毒。蚀恶肉，排脓血，杀疥虫，除热痹，破癥瘕。《内经》同乌鲗骨，治妇人血枯。

根如莱菔，皮黄肉白，叶长微阔，折之有汁。结实如豆，一颗三粒。甘草为使。

庵蔄子　泻，行水，散血

苦辛微寒。《别录》微温。入肝经血分。行水散血，散中有补。治阳痿经涩，腰膝骨节重痛，产后血气作痛，闪刲折伤。扑打方多用之。能制蛇。见之则烂。

叶似菊而薄，茎似艾而粗。薏苡为使。

郁金　宣，行气解郁；泻，凉血破瘀

辛、苦，气寒。纯阴之品，其性轻扬上行，入心及包络，兼入肺经。凉心热，散肝郁，下气破血。行滞气，亦不损正气；破瘀血，亦能生新血。

治吐衄尿血，妇人经脉逆行，经不下行，上为吐衄诸症。用郁金末，加韭汁、姜汁、童便服，其血自清。痰中带血者，加竹沥。**血气诸痛，产后败血攻心，颠狂失心，**颠多喜笑，尚知畏惧，症属不足；狂多忿怒，人莫能制，症属有余。此病多因惊忧，瘀血塞于心窍所致。郁金七两，白矾三两，米糊丸服，名白金丸。郁金入心散恶血，明矾化顽痰故也。**痘毒入心。**郁金一两，甘草二钱半，煮干，焙，研末，冰片五分，每用一钱，加猪血五七滴，新汲水下。治斑痘始有白泡，忽擂入腹，紫黑无脓。**下蛊毒。**同升麻服，不吐则下。

出川广，体锐圆如蝉肚，外黄内赤，色鲜微香，味苦带甘者真。市人多以姜黄伪之。

姜黄　泻，破血，行气

苦、辛。《本草》大寒。藏器、大明日热。**色黄，入脾兼入肝经。理血中之气，下气破血，除风消肿，功力烈于郁金。治气胀血积，产后败血攻心，通月经，疗扑损。片子者能入手臂，治风寒湿痹。**血虚臂痛者勿用。时珍曰：入臂治痛，其兼理血中之气可知。

出川广。陈藏器曰：郁金苦寒色赤，姜黄辛温色黄，莪味苦色青，三物不同，所用各别。《经疏》曰：姜黄主治，介乎三棱、郁金之间。时珍曰：姜黄、郁金、莪术，形状功用，大略相近。但郁金入心，专治血；姜黄入脾，兼治血中之气；莪入肝，治气中之血，稍不同。今时以扁如干姜者，为片子姜黄；圆如蝉腹者，为蝉肚郁金，并可染色。莪形虽似郁金，而色不黄也。

莪茂　音述。泻，破血，行气，消积

辛、苦，气温。**入肝经血分。破气中之血，**能通肝经聚血。**消瘀通经，开胃化食，解毒止痛。治心腹诸痛，冷气吐酸，奔豚痃癖。**酒、醋磨服。痃，音贤，小腹积。痃癖多见于男子，癥瘕多见于妇人。莪莪香烈，行气通窍，同三棱用，治积聚诸气良。按：五积：心积曰伏梁，起脐上至心下；肝积曰肥气，在左胁；肺积曰息贲【贲，同奔】，在右胁；脾积曰痞气，在胃脘右侧；肾积曰奔豚，在小腹上至心下。治之不宜专用下药，恐损真气，宜于破血行气药中，加补脾胃药。气旺方能磨积，正旺则邪自消也。《经》曰：大积大聚，其可犯也，衰其大半而止，过者死。东垣五积方，用三棱、莪术，皆兼人参，赞助成功。按治积诸药，神曲、麦芽化谷食，莱菔化面食，硇砂、阿魏、山楂化肉食，紫苏化鱼蟹毒，葛花、枳椇消酒积，麝香消酒积，果积，牵牛、芫花、大戟行水饮，三棱、莪术、鳖甲消癥瘕，木香、槟榔行气滞，礞石、蛤粉攻痰积，巴豆攻冷积，大黄、芒硝攻热积，雄黄、腻粉攻涎积，虻虫、水蛭攻血积。**虽为泄剂，亦能益气。**王好古曰：故治气短不能接续，大小七香丸、积香丸、诸汤散中多用之。

根如生姜，茂生根下，似卵不齐。坚硬难捣。灰火煨透，乘热捣之，入气分。或醋磨酒磨，或煮熟用。入血分。

荆三棱　　泻，行气，破血，消积

苦平。色白属金。皮黑肉白。入肝经血分，破血中之气，亦通肝经聚血。兼入脾经。散一切血瘀气结，疮硬食停，老块坚积。乃坚者削之。从血药则治血，从气药则治气。须辅以健脾补气药良。昔有人患癥瘕死，遗言开腹取之，得病块如石，文理五色，削成刀柄。因刘三棱，柄消成水，乃知此药可疗癥瘕。消肿止痛，通乳堕胎。功近香附而力峻，虚者慎用。

色黄体重，若鲫鱼而小者良。醋浸炒，或面裹煨。

白茅根　　泻火，补中，止血，止哕

甘，寒。入手少阴心。足太阴、阳明脾、胃。补中益气，除伏热，消瘀血，利小便，解酒毒。治吐衄诸血，心肝火旺，逼血上行，则吐血；肺火盛，则衄血。茅根甘和血，寒凉血，引火下降，故治之。扑损瘀血，捣汁服，名茅花汤。亦治鼻衄产淋。血闭寒热，血瘀则闭，闭则寒热作矣。淋沥崩中，血热则崩。伤寒哕逆，即呃逆。《说文》曰：哕，气牾也。东垣作干呕之甚者，未是。肺热喘急，内热烦渴，黄疸水肿。清火行水。时珍曰：良药也，世人以微而忽之，惟事苦寒之剂，伤冲和之气，乌足知此哉！

茅针：溃痈疖。酒煮服。一针溃一孔，二针溃二孔。

芦根　　泻热，止呕

甘益胃，寒降火。治呕哕反胃。胃热火升，则呕逆、食不下。《金匮》方：芦根煎服。消渴客热，伤寒内热，止小便数。肺为水之上源，脾气散精，上归于肺，始能通调水道，下输膀胱。肾为水脏，而主二便。三经有热，则小便数，甚至不能少忍，火性急速故也。芦中空，故入心肺，清上焦热，热解则肺之气化行，而小便复其常道矣。解鱼、蟹、河豚毒。

取逆水肥厚者，去须、节用。

苣根　　泻热，散瘀

甘寒而滑。补阴破瘀，解热润燥。治天行热疾，大渴大狂，胎动

下血，诸淋血淋，捣贴赤游丹毒，痈疽发背，金疮伤折，止血，易痂。鸡鱼骨鲠。捣如龙眼。鸡骨，鸡汤下；鱼骨，鱼汤下。汁能化血为水。

苎皮与产妇作枕，止血运；安腹上，止产后腹痛。散瘀之功。沤苎汁，疗消渴。

蔷薇根　泻湿热

苦涩而冷。入胃、大肠经。除风热、湿热，生肌杀虫。治泄痢消渴，牙痛口糜，煎汁含漱。遗尿好眠，痈疽疮癣。

花有黄白红紫数色，以黄心、白色、粉红者入药。

子名营实，酸温。主治略同。《千金》曰：蔷薇根、角蒿，口疮之神药。角蒿所在多有，开淡红紫花，角微弯，长二寸许，辛苦有小毒。治恶疮有虫及口齿疮。

芭蕉根　泻热

味甘，大寒。治天行热狂，烦闷消渴，产后血胀。并捣汁服。涂痈肿结热。为末，油调傅。霜后者佳。

大黄　大泻血分实热，下有形积滞

大苦，大寒。入足太阴脾。手足阳明、厥阴大肠、胃、心包、肝血分。其性沉而不浮，其用走而不守。若酒浸，亦能引至至高之分，仲景太阳门调胃承气汤，大黄注曰酒浸；阳明门大承气汤，大黄注曰酒洗；少阳、阳明小承气汤，大黄不用酒制，皆有分别。东垣曰：邪气在上，非酒不至。若用生者，则遗至高之邪热。病愈后，或目赤、喉痹、头肿、膈上热疾生也。用以荡涤肠胃，下燥结而除瘀热。治伤寒时疾，发热谵语，大肠有燥粪，故谵语，宜下之。谵，音占。温热瘴疟，下痢赤白，腹痛里急，黄疸水肿，癥瘕积聚，积久成形谓之积，属阴；聚散无常谓之聚，属阳。积多是血，或食或痰，聚多是气。留饮宿食，心腹痞满，二便不通，皆土郁夺之。吐血衄血，血闭血枯，损伤积血，一切实热，血中伏火。行水除痰，蚀脓消肿，能推陈致新。然伤元气而耗阴血。下多亡阴。若病在气分，胃虚血弱人禁用。病在气分而用之，是为诛伐无过。东垣曰：能推陈致新，戡定祸乱以致太平，所以有将军之号。时珍曰：仲景泻心汤，治心气不足吐衄血者，用大黄、黄连、黄芩，乃泻心包、肝、脾、胃四经血中之伏火也。又治心下痞满、按之软者，用大黄、黄连泻心汤，亦泻脾胃之湿热，非泻心也。病发于阴，而反下之则痞满。乃寒伤营血，邪结上焦，胃之上脘当心，故曰泻心。《经》曰：太阴所至为痞满。又曰：浊气在上，则生膜胀是已【膜，音嗔】。病发于阳，而反下之则结胸。乃热邪陷入血分，亦在上脘，故大陷胸汤、丸皆用大黄，亦泻脾胃血分之邪，而降其浊气也。若结胸在气分，只用小陷胸汤；痞满在气分，只用半夏泻心汤。或问心气不足而吐衄，何以不补心而反泻心？丹溪曰：少阴不足，亢阳无辅，致阴血妄行，故用大黄泻其亢甚之火。又心本不足，肺肝各受火邪而病作，故用黄芩救肺，黄连救肝。肺者阴之主，肝者心之母，血之合也，肺肝火退，则血归经而自安矣。寇宗奭曰：以苦泄其热，就以苦补其心，盖一举而两得之。李士材曰：古人用大黄治虚劳吐衄，意甚深微。盖浊阴不降，则清阳不生；瘀血不去，则新血不生也。

川产锦纹者良。有酒浸、酒蒸，生、熟之不同。生用更峻。黄芩为使。欲取通利者，不得骤进谷食，大黄得谷食，便不能通利耳。《夷坚志》汤火伤者，捣生大黄，醋调敷，止痛无瘢。

黄芩 泻火，除湿

苦入心，寒胜热。泻中焦实火，除脾家湿热。治澼痢腹痛，便血曰澼。寒痛忌用。凡腹痛有寒热、虚实、食积、瘀血、痰湿之不同。寒宜温，热宜清，虚宜补，实宜下，食宜消导，瘀血宜行散，痰湿宜化痰利湿。痛时手不可按者为实痛，按之痛止者为虚痛。**寒热往来，**邪在少阳。**黄疸五淋，血闭**实热在血分气逆，**痈疽疮疡，及诸失血。消痰，**丹溪曰：黄芩降痰，假其降火也。按痰因火动，当先降火。**利水，解渴安胎，**胎孕宜清热凉血，血不妄行则胎安。**养阴退阳，补膀胱水。酒炒则上行，泻肺火，利胸中气。**肺主气，热伤气，泻热所以保肺。**治上焦之风热、湿热，**丹溪曰：黄芩，上、中二焦药。**火嗽喉腥，**五臭，肺为腥。**目赤肿痛。过服损胃，血虚、寒中者禁用。**得柴胡退寒热，得芍药治痢，得厚朴、黄连止腹痛，得桑皮泻肺火，得白术安胎之圣药。时珍曰：仲景治少阳症小柴胡汤，太阳少阳合病下利黄芩汤，少阳症下后心满泻心汤，并用之。盖黄连苦寒，入心泻热，除脾家湿热，使胃火不流入肺，不致刑金，即所以保肺也。肺虚不宜者，以寒伤土，损其母也。少阳症虽在半表半里，而胸膈痞满，实兼心肺上焦之邪；心烦喜呕，默默不欲食，又兼脾胃中焦之症，故用黄芩以治手足少阳相火，黄芩亦少阳药也。杨士瀛曰：柴胡退热，不及黄芩。时珍曰：柴胡乃苦以发之，散火之标也；黄芩乃寒能胜热，折火之本也。东垣治肺热，身如火燎，烦躁引饮而昼盛者，宜一味黄芩汤，以泻肺经气分之火，黄芩一两煎服。《本事方》用治崩中暴下。

黄明者良。中虚者名枯芩，即片芩，泻肺火，清肌表之热。内实名条芩，即子芩，泻大肠火，补膀胱水。上行酒炒。泻肝胆火，猪胆汁炒。山茱萸、龙骨为使，畏丹皮、丹砂。

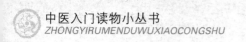

黄连　泻火，燥湿

大苦，大寒。入心泻火，王海藏曰：泻心，实泻脾也。实则泻其子。镇肝凉血。凡治血，防风为上部之使，黄连为中部之使，地榆为下部之使。燥湿开郁，解渴单用能治消渴除烦，益肝胆，厚肠胃，消心瘀。能去心窍恶血。止盗汗。凉心。治肠澼泻痢，便血曰澼，有脏连丸。湿热郁而为痢，黄连治痢要药。噤口者，热壅上焦，同人参煎汤呷之，但得下咽便好。喻嘉言曰：下痢必先汗解其外，后调其内。首用辛凉以解表，次用苦寒以攻里。《机要》云：后重宜下，腹痛宜和，身重宜除湿，脉弦宜去风，风邪内结宜汗，身冷自汗宜温，脓血稠黏宜重剂以竭之。下痢，赤属血分，白属气分。戴氏曰：俗谓赤热、白寒者，非也。通作湿热处治，但有新久、虚实之分。痞满，燥湿开郁。仲景治九种心下痞，五等泻心汤皆用之。腹痛，清热。心痛伏梁，心积。目痛眦伤，人乳浸点或合归、芍等分，煎汤热洗，散热活血。痈疽疮疥，诸痛痒疮，皆属心火。酒毒胎毒。小儿初生，合甘草为末，蜜调令咽之。明目，《传信方》：羊肝一具，黄连一两，捣丸，名羊肝丸，凡是目疾皆治。定惊，镇肝。止汗解毒，除疳，同猪肚蒸为丸。杀蛔。蛔得苦则伏。虚寒为病者禁用。久服黄连，苦参反热，从火化也。昂按：炎上作苦，味苦必燥，燥则热矣。且苦寒沉阴肃杀，伐伤生和之气也。韩悉曰：黄连与肉桂同行，能交心肾于顷刻。时珍曰：治痢用香连丸，姜连丸用黄连、干姜，姜黄散用黄连、生姜，左金丸用黄连、吴茱萸，治口疮用黄连、细辛，止下血用黄连、大蒜，一阴一阳，寒因热用，热因寒用，最得制方之妙。

出宣州者粗肥，出四川者瘦小。状类鹰爪、连珠者良。去毛。治心火生用，虚火醋炒，肝胆火猪胆汁炒，上焦火酒炒，有吞酸嘈杂等症，亦有吐酸者名酢心，宜黄连、吴茱萸降火开郁。酢，音醋。中焦火姜汁炒，下焦火盐水或童便炒，食积火黄土炒。治湿热在气分，吴茱萸汤炒，在血分干漆水炒。点眼赤人乳浸。时珍曰：诸法不独为之引导，盖辛热制其寒苦，咸寒制其燥性，用者详之。黄芩、龙骨为使，恶菊花、玄参、僵蚕、白鲜皮，畏款冬、牛膝，忌猪肉。时珍曰：方有脏连丸、黄连猪肚丸，岂忌肉而不忌脏腑乎？杀乌头、巴豆毒。黄连泻心火，佐以龙胆泻肝胆火，白芍泻脾火，石膏泻胃火，知母泻肾火，黄柏泻膀胱火，木通泻小肠火。黄芩泻肺火，栀子佐之；泻大肠火，黄连佐之；柴胡泻肝胆火，黄连佐之；泻三焦火，黄芩佐之。郑奠一曰：热郁恶心，兀兀欲吐，用黄连数分甚效。

胡黄连　泻热，疗惊疳

苦，寒。去心热，益肝胆，厚肠胃。治骨蒸劳热，五心烦热，心窝、手心、足心。三消，渴而多饮为上消，肺热也。心移热于肺，传为膈消是也。多食善饥为中消，胃热也，瘅成为消中是也。渴而小便数有膏为下消，肾热而水亏也。**五痔**，牝痔、牡痔、脉痔、肠痔、血痔。湿热下流伤血分，无所施泄，则逼肛门而为痔肿。**温疟泻痢，女人胎蒸。消果子积，为小儿惊疳良药**。朱二允曰：解吃烟毒，合茶服之甚效。

性味功用似黄连，故名。出波斯国，今秦陇、南海亦有之。心黑外黄，折之尘出如烟者真。畏恶同黄连。

苦参 泻火，燥湿，补阴

苦燥湿，寒胜热。沉阴主肾。补阴益精，养肝胆，安五脏，湿热去则血气和平，而五脏自安。**利九窍，生津止渴，明目止泪**。泪为肝热。**治温病血痢**，纯下清血者，风伤肝也，宜散风凉血；下如豆汁者，湿伤脾也，宜清热渗湿。**肠风溺赤，黄疸酒毒**。热生风，湿生虫，又能祛风、逐水、杀虫，治大肠疥癞。**然大苦大寒，肝肾虚而无热者勿服**。张从正曰：凡药皆毒也，虽苦参、甘草，不可不谓之毒，久服必偏胜为患。《经》曰：五味入胃，各归其所喜攻，久而增气，物化之常也。气增而久，夭之由也。王冰注曰：气增不已，则脏有偏胜，偏胜则脏有偏绝，故令人暴夭。《笔谈》曰：久用苦参擦牙，遂病腰痛，由其气伤肾也。《经》又曰：大毒治病，十去其六；常毒治病，十去其七；小毒治病，十去其八；无毒治病，十去其九。谷肉果菜，食养尽之。无使过之，伤其正也。按：人参补脾，沙参补肺，紫参补肝，丹参补心，玄参补肾。苦参不在五参之内，然名参者皆补也。【东坡云：药能医病，不能养人。食能养人，不能医病】。

糯米泔浸去腥气，蒸用。玄参为使，恶贝母、菟丝子、漏卢，反藜芦。苦参一两，或酒煎，或醋煮，能吐天行时毒。

知母 泻火补水，润燥滑肠

辛、苦，寒滑。上清肺金而泻火，泻胃热、膀胱邪热、肾命相火。**下润肾燥而滋阴，入二经气分**。黄柏入二经血分，故二药必相须而行。**消痰定嗽，止渴安胎**。莫非清火之用。**治伤寒烦热，蓐劳**产劳**骨蒸**，退有汗之骨蒸。**燥渴虚烦，久疟下痢**。治嗽者，清肺火也。治渴者，清胃火也。退骨蒸者，泻肾火也。**利二便，消浮肿**。小便利则肿消。东垣曰：热在上焦气分，便闭而渴，乃肺中伏热，不能生水，膀胱绝其化源，宜用淡渗之药，泻火清金，滋水之化源。热在下焦血分，便闭而不渴，乃真水不足，膀胱干涸，无阴则阳无以化，宜用黄柏、知母大苦寒之药，滋肾与膀胱之阴，而阳自化，小便自通。【东垣治便秘，以渴不渴分之】。丹溪曰：小便不通，有热有湿，有气结于下，宜清、宜燥、宜升。又有隔二隔三之治。如肺不燥，但膀胱热，宜泻膀胱，此正治；

如因肺热不能生水，则清肺，此隔二之治；如因脾湿不运而精不上升，故肺不能生水，则燥胃健脾，此隔三之治。泻膀胱，黄柏、知母之类；清肺，车前、茯苓之类；燥脾，二术之类。昂按：凡病皆有隔二隔三之治，不独便闭也。**然苦寒伤胃而滑肠，多服令人泻。**李士材曰：苦寒肃杀，非长养万物者也。世以其滋阴，施之虚损之人，如水益深矣，特表出以为戒。

得酒良。上行酒浸，下行盐水拌。忌铁。

龙胆草　泻肝胆火，下焦湿热

大苦，大寒，沉阴下行。益肝胆而泻火。相火寄于肝胆，有泻无补，泻其邪热，即所以补之也。**兼入膀胱、肾经。除下焦之湿热，与防己同功。酒浸亦能外行、上行。治骨间寒热，**肾主骨。**惊痫邪气，**肝经风火。**时气温热，热痢疸黄、寒湿脚气，**足伤寒湿，则成脚气。肿而痛者，为湿脚气，宜清热利湿搜风。又有挛缩枯细，痛而不肿者，名干脚气，宜养血润燥。**咽喉风热，赤睛努肉，**泻肝胆火，能明目。元素曰：柴胡为主，龙胆为使，目疾要药。昂按：若目疾初起，宜发散，忌用寒凉。**痈疽疮疥。过服损胃。**

甘草水浸一宿，曝用。小豆、贯众为使。忌地黄。

青黛　泻肝，散郁火

咸，寒，色青，泻肝。散五脏郁火，解中下焦蓄蕴风热。《衍义》曰：一妇患脐、腹、二阴遍生湿疮，热痒而痛，出黄汁，二便涩。用鳗鲡、松脂、黄丹之类涂之，热痛愈甚。其妇嗜酒，喜食鱼虾发风之物。乃用马齿苋四两研烂，入青黛一两和涂，热痛皆去，仍服八正散而愈。此中下焦蓄蕴风热。毒气若不出，当作肠风内痔。妇不能禁酒物，果仍发痔。**治伤寒发斑，吐咯痢血，**阴虚火炎者忌用。合杏仁研，置柿饼中煨食，名圣饼子，治咯血。**小儿惊痫，疳热丹热。傅痈疮、蛇犬毒。**

即靛花。取娇碧者，水飞净用。内多石灰，故须淘净。

大青　泻心胃热毒

微苦、咸，大寒。解心胃热毒。治伤寒时疾热狂，阳毒发斑，热甚伤血，里实表虚，则发斑。轻如疹子，重如锦纹。紫黑者，热极而胃烂也，多死。《活人》治赤斑烦痛，有犀角大青汤。**黄疸热痢，丹毒喉痹。**

处处有之。高二三尺，茎圆叶长，叶对节生，八月开小红花成簇，实大如椒，色赤。用茎叶。

牵牛 <small>大泻气分湿热</small>

辛，热，有毒，属火善走。入肺经，泻气分之湿热。<small>肺主气，火能平金而泄肺。</small>能达右肾命门，走精隧，通下焦郁遏，及大肠风秘、气秘，利大小便，逐水消痰，杀虫堕胎。治水肿喘满，痃癖气块。若湿热在血分、胃弱气虚人禁用。<small>东垣曰：牵牛苦寒，误矣！其味辛辣，久嚼猛烈雄壮，所谓苦寒安在哉？乃泻气之药，比诸辛药泄气尤甚。若湿从下受，下焦主血，血中之湿，宜苦寒之味，而反用辛热之药，泄上焦之气，是血病泻气，使气血俱损也。王好古曰：以气药引则入气，以大黄引则入血。时珍曰：一妇肠结，年几六十，服养血润燥药则泥结，服硝、黄药，则若罔知。如此三十余年。其人体肥，膏粱而多郁，日吐酸痰乃宽。此乃三焦气滞，有升无降，津液皆化为痰，不能下润肠府，非血燥也。润剂留滞，硝、黄入血，不能入气，故无效。用牵牛为末，皂角膏丸，才服便通。外甥素多酒色病，二便不通，胀痛呻吟七昼夜，用通利药不效。予言此乃湿热之邪在精道，壅隧路，病在二阴之间，故前阻小便，后阻大便，病不在大肠、膀胱也。用楝实、茴香、穿山甲诸药，倍牵牛，三服而平。东垣补下焦阳虚，天真丹用牵牛盐水炒黑，佐沉香、杜仲、肉桂、破故纸诸药，深得补泻兼施之妙。</small>

有黑白二种，黑者力速。<small>亦名黑丑。</small>取子淘去浮者，春去皮用。得木香、干姜良。<small>此药汉前未入本草，故仲景方中无此。《别录》始载之，宋后始多用者。</small>

防己 <small>大通，行水，泻下焦血分湿热</small>

大辛、苦，寒。<small>《本经》平，《别录》温。</small>太阳经药<small>膀胱。</small>能行十二经，通腠理，利九窍，泻下焦血分湿热，为疗风水之要药。治肺气喘嗽，<small>水湿。</small>热气诸痫，<small>降气下痰。</small>温疟脚气，<small>足伤寒湿为脚气。寒湿郁而为热，湿则肿，热则痛。防己为主药，湿加苡仁、苍术、木瓜、木通，热加芩、柏，风加羌活、草薢，痰加竹沥、南星，痛加香附、木香，活血加四物，大便秘加桃仁、红花，小便秘加牛膝、泽泻，痛连臂加桂枝、威灵仙，痛连胁加胆草。又有足跟痛者，属肾虚，不与脚气同论。</small>水肿风肿，痈肿恶疮。或湿热流入十二经，致二阴不通者，非此不可。然性险而健，阴虚及湿热在上焦气分者禁用。<small>《十剂》曰：通可去滞，通草、防己之属是也。通草即木通，是徐之才亦以行水者，为通与燥剂无别矣。木通甘淡，泻气分湿热；防己苦寒，泻血分湿热。【本集以行水为通剂，改热药为燥剂】。</small>

出汉中。根大而虚通，心有花纹，色黄，名汉防己；黑点、黄腥、木强者，名木防己，不佳，<small>陈藏器曰：治风用木防己，治水用汉防己。</small>酒洗用。恶细辛，畏萆薢。

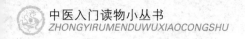

葶苈 大泻气秘，通，行水

辛、苦，大寒。属火性急，大能下气，行膀胱水。肺中水气膹急者，非此不能除。破积聚癥结，伏留热气，消肿除痰，止嗽定喘，水湿泛溢，为肿胀，为痰嗽，为喘满。通经利便。久服令人虚。《十剂》曰：泄可去闭，葶苈、大黄之属是也。大黄泄阴分血闭，葶苈泄阳分气闭，气味俱厚，不减大黄。然有甜苦二种，甜者性缓，苦者性急，泄肺而伤胃，宜大枣辅之。仲景有葶苈大枣泻肺汤，治肺气喘急不得卧。昂按：辅以大枣，补土所以制水。

子如黍米，微长色黄。合糯米微炒，去米用。得酒良。榆皮为使。

甘遂 大通，泻经隧水湿

苦，寒，有毒。能泻肾经及隧道水湿，直达水气所结之处，以攻决为用，为下水之圣药。仲景大陷胸汤用之。主十二种水，大腹肿满，名水蛊。喻嘉言曰：胃为水谷之海，五脏六腑之源。脾不能散胃之水精于肺，而病于中；肺不能通胃之水道于膀胱，而病于上；肾不能司胃之关，时其蓄泄，而病于下，以致积水浸淫，无所底止。【肾者，胃之关也。前阴利水，后阴利谷。】王好古曰：水者，脾肺肾三经所主。有五脏六腑十二经之部分，上头面，中四肢，下腰脚，外皮肤，中肌肉，内筋骨。脉有尺寸之殊，浮沉之别，不可轻泻。当知病在何经何脏，方可用之。按：水肿有痰裹、食积、瘀血，致清不升、浊不降而成者；有湿热相生、隧道阻塞而成者；有燥热冲击、秘结不通而成者，症属有余。有服寒凉，伤饮食，中气虚衰而成者；有大病后正气衰惫而成者，有小便不通，水液妄行，脾莫能制而成者，症属不足。宜分别治之。然其源多由中气不足而起。丹溪曰：水病当以健脾为主，使脾实而气运，则水自行。宜参、苓为君，视所挟症加减，苟徒用利水药，多致不救。癥疝积聚，留饮宿食，痰迷癫痫。虚者忌用。

皮赤肉白，根作连珠，重实者良。面裹煨熟用。或用甘草、荠苨汁浸三日，其水如墨，以清为度，再面裹煨。瓜蒂为使，恶远志，反甘草。张仲景治心下留饮，与甘草同用，取其相反以立功也。有治水肿及肿毒者，以甘遂末敷肿处，浓煎甘草汤服之，其肿立消。二物相反，感应如此。

大戟 大通，泻脏腑水湿

苦，寒，有毒。能泻脏腑水湿，行血发汗，利大小便。治十二种水，腹满急痛，积聚癥瘕，颈腋痈肿，风毒脚肿，通经堕胎。误服损真气。时珍曰：痰涎为物，随气升降，无处不到。入心则迷，成癫痫；入肺则塞窍，为咳喘背冷；入肝则胁痛干呕，寒热往来；入经络则麻痹疼痛；入筋骨则牵引隐痛；入皮肉则瘰瘀痈肿。陈无择并以控涎丹主之，殊有奇效。此乃治痰之本。痰之本，水也，湿也，得气与火，则结为痰。大戟能泄脏腑水湿，甘遂能行经络水湿，白芥子能散皮里膜外痰气，惟善用者能收奇功也。又曰：钱仲阳谓肾为真水，有补无泻。复云痘症变黑归肾者，用百祥膏下之，非泻肾也，泻其腑，则脏自不实。腑者，膀胱也。百祥惟大戟一味，能行膀胱之水故也。窃谓非独泻腑，乃肾邪实而泻肝也。实则泻其子。大戟浸水青绿，肝胆之色也。痘症毒盛火炽，则水益涸，风挟火势，则土受亏，故津液内竭，不能化脓，而成黑陷之症。泻其风火之毒，所以救肾扶脾也。昂按：泻心乃所以补心，泻肾即所以救肾，邪热退则真阴复矣。《机要》用大戟一两，枣三枚，同煮焙干，去戟，用枣丸服，名枣变百祥丸。

杭产紫者为上，北产白者伤人。浆水煮，去骨用。得大枣则不损脾。畏菖蒲，反甘草。

商陆 <small>大通，行水</small>

苦，寒，有毒。<small>诸家辛、酸，时珍苦、寒。</small>沉阴下行，与大戟、甘遂同功。疗水肿胀满，<small>肿属脾，胀属肝。肿则阳气犹行，如单胀而不肿者名臌胀，为木横克土，难治。肿胀朝宽暮急为血虚，暮宽朝急为气虚，朝暮俱急为气血两虚。肿胀由心腹而散四肢者吉，由四肢而入心腹者危。男自下而上，女自上而下，皆难治。</small>瘕疝痈肿，喉痹不通，<small>薄切醋炒，涂喉中良。</small>湿热之病。泻蛊毒，敷恶疮，堕胎孕，令人见鬼神。

取花白者根。<small>赤者伤人，只堪贴脐，入麝三分捣贴，小便利则肿消。</small>黑豆汤浸蒸用。得蒜良。

芫花 <small>大通，行水</small>

苦，温，有毒。去水饮痰癖，疗五水在五脏、皮肤，胀满喘急，痛引胸胁，咳嗽瘴疟。<small>五水者，风水、皮水、正水、石水、黄汗也。水积胞中，坚满如石，名石水。汗如柏汁，名黄汗，久不愈必致痈脓。时珍曰：仲景治伤寒太阳症，表未解，心下有水而咳，干呕发热，或喘或利者，小青龙汤主之。表已解，有时头痛，出汗恶寒，心下有水，干呕，痛引两胁，或喘或嗽者，十枣汤主之。盖青龙散表邪，使水从汗出，《内经》所谓开鬼门也；十枣逐里邪，使水从两便出，《内经》所谓洁净府、去陈莝法也。十枣汤：芫花、甘遂、大戟等分，枣十枚。</small>

叶似柳，二月开花紫碧色，叶生花落。陈久者良。醋煮过，水浸曝用。根疗疥，可毒鱼。反甘草。<small>斗讼者，取叶擦皮肤，辄作赤肿，假伤以诬人。</small>

莞花 <small>大通，行水</small>

辛散结，苦泄热，行水捷药。主治略同芫花。

泽漆 <small>通，行水</small>

辛，苦，微寒。消痰退热，止嗽杀虫，利大小肠。治大腹水肿，益丈夫阴气。

生平泽。叶圆黄绿，颇类猫睛，一名猫儿眼睛草。茎中有白汁，粘人。<small>李时珍曰：《别录》云是大戟苗，非也。功相类耳。</small>

常山 <small>宣，吐痰，截疟；通，行水</small>

辛、苦而寒，有毒。能引吐行水，祛老痰积饮。<small>痰有六：风痰、寒痰、湿痰、热痰、食痰、气痰也。饮有五，流于肺为支饮，于肝为悬饮，于心为伏饮，于经络为溢饮，于肠胃为痰饮也。常山力能吐之、下之。</small>专治诸疟。然悍暴能损真气，弱者慎用。<small>时珍曰：常山、蜀漆，劫痰截疟，须在发散表邪及提出阳分之后用之。疟有经疟、脏疟、风、寒、暑、湿、痰、食、瘴、鬼之别，须分阴阳虚实，不可概论。常山、蜀漆，得甘草则吐，得大黄则利，得乌梅、穿山甲则入肝，得小麦、竹叶则入心，得秫米、麻黄则入肺，得龙骨、附子则入肾，得草果、槟榔则入脾。盖无痰不作疟，一物之功，亦在驱逐痰水而已。李士材曰：常山发吐，唯生用、多用为然。与甘草同用亦必吐。若酒浸炒透，但用钱许，每见奇功，未见其吐也。世人泥于雷敩老人久病忌服之说，使良药见疑，沉疴难起，抑何愚也。常山吐疟痰，瓜蒂吐热痰，乌附尖吐湿痰，莱菔子吐气痰，藜芦吐风痰。</small>

鸡骨者良。酒浸蒸或炒用。栝蒌为使，忌葱、茗。茎叶名蜀漆，功用略同。<small>古方有蜀漆散，取其苗性轻扬，发散上焦邪结。甘草水拌蒸。</small>

藜芦 <small>宣，引吐</small>

辛，寒，至苦，有毒。入口即吐，善通顶，令人嚏，风痫症多用之。<small>张子和曰：一妇病风痫，初一二年一作，后渐日作，甚至一日数作，求死而已。值岁大饥，采百草食，见野草若葱，采蒸饱食，觉不安，吐胶涎数日，约一二斗，汗出如洗，甚昏困，后遂轻健如常人。以所食葱访人，乃憨葱苗，即藜芦是矣。李时珍曰：和王妃年七十，中风不省，牙关紧闭。先考太医吏目月池翁诊视，药不得入，不获已，打去一齿，浓煎藜芦汤灌之，少顷噫气，遂吐痰而苏。药不瞑眩，厥疾不瘳，诚然。</small>

取根去头用。黄连为使，反细辛、芍药、诸参，恶大黄，畏葱白。<small>吐者服葱汤即止。</small>

木通 古名通草。轻，通，行水，泻小肠火

甘淡轻虚。上通心包，降心火，清肺热，心火降，则肺热清矣。化津液。肺为水源，肺热清，则津液化，水道通。下通大小肠、膀胱，导诸湿热由小便出。故导赤散用之。凡利小便者，多不利大便，以小水愈通，大便愈燥也。木通能入大肠，兼通大便。通利九窍，血脉关节。治胸中烦热，遍身拘痛，杨仁斋云：遍身隐热、疼痛拘急、足冷，皆伏热伤血。血属于心，宜木通以通心窍，则经络流行也。大渴引饮，中焦火。淋沥不通，下焦火，心与小肠相表里，心移热于小肠则淋秘。水肿浮大，利小便。耳聋，泄肾火，通窍。目眩，口燥舌干，舌为心苗。喉痹咽痛，火炎上焦。鼻齆，音瓮。热壅清道，则气窒不通。失音。清金。脾疸好眠。脾主四肢，倦则好眠。心为脾母，心热清则脾热亦除。除烦退热，止痛排脓，破血催生，行经下乳。火不亢于内，气顺血行，故经调有准，乳汁循常。汗多者禁用。东垣曰：肺受热邪，津液气化之源绝，则寒水断流；膀胱受湿热，癃闭约束，则小便不通，宜此治之。【寒水，太阳膀胱也。】朱二允曰：火在上则口燥、眼赤、鼻干，在中则心烦、呕哕、浮肿，在下则淋秘、足肿，必藉此平乎之性，泻诸经之火，火退则小便自利，便利则诸经火邪，皆从小水而下降矣。君火宜木通，相火宜泽泻。利水虽同，所用各别。

藤有细孔，两头皆通。故通窍。

通草 古名通脱木。轻，通，利水，退热

色白气寒，体轻味淡。气寒则降，故入肺经，引热下行而利小便；味淡则升，故入胃经，通气上达而下乳汁。治五淋水肿，目昏耳聋，鼻塞失音。淡通窍，寒降火，利肺气。退热催生。

泽泻 通，利水，泻膀胱火

甘淡、微咸。入膀胱，利小便，泻肾经之火邪，功专利湿行水。治消渴痰饮，呕吐泻痢，肿胀水痞，脚气疝痛，淋沥阴汗。阴间有汗。尿血泄精，既利水而又止泄精，何也？此乃湿热为病，不为虚滑者言也。虚滑副当用补涩之药。湿热之病。湿热既除，则清气上行。又能养五脏，益气力，起阴气，补虚损，止头旋，有聪耳明目之功。脾胃有湿热，则头重耳鸣目昏。渗去其湿，则热亦随去，土乃得令，而清气上行。故《本经》列之上品，云聪耳明目，而六味丸用之。今人多以昏目疑之。多服昏目。小便过利，而肾水虚故也。眼中有水属膀胱，过利则水涸而火生。仲景八味丸用泽泻，寇宗奭谓其接引桂、附入肾经。李时珍曰：非接引也，乃

取其泻膀胱之邪气也。古人用补药，必兼泻邪，邪去则补药得力，一阖一辟，此乃玄妙。后人不知此理，专于补，必致偏胜之患矣。王履曰：地黄、山茱、茯苓、丹皮，皆肾经药，桂、附右肾命门之药，何待接引乎？钱仲阳谓肾为真水，有补无泻。或云脾虚肾旺，故泻肾扶脾，不知肾之真水不可泻，泻其伏留之邪耳！【脾喜燥，肾恶燥，故兼补为难。】易老云：去脬中留垢，以其微咸能泻伏水故也。昂按：六味丸有熟地之温，丹皮之凉，山药之涩，茯苓之渗，山茱之收，泽泻之泻，补肾而兼补脾，有补叶必有泻，相和相济，以成平补之功。乃平淡之神奇，所以为古今不易之良方也。即有加减，或加紫河车一具，或五味、麦冬、杜仲、牛膝之类，不过一二味，极三四味而止。今人或疑泽泻之泻而减之，多拣本草补药，恣意加入，有补无泻，且客倍于主，责成不专，而六味之功，反退处于虚位。失制方配合之本旨矣，此近世庸师之误也。

盐水拌，或酒浸用。忌铁。

车前草　通，行水，泻热，凉血

甘，寒。凉血去热，止吐衄，消瘕瘀，明目通淋。凡利水之剂，多损于目，惟此能解肝与小肠之热，湿热退而目清矣。雷敩曰：使叶，勿使茎、蕊。

子：甘寒。清肺肝风热，渗膀胱湿热，利小便而不走气，与茯苓同功。强阴益精，令人有子。肾有二窍，车前子能利水窍而固精窍。精盛则有子，五子衍宗丸用之。枸杞、兔丝各八两，五味、覆盆各四两，车前二两，蜜丸。惯遗泄者，车前易莲子。时珍曰：入服食，须佐他药，如六味丸之用泽泻可也。若单用则过泻。治湿痹五淋，暑湿泻痢，欧阳文忠患暴下，国医不能愈。夫人云：市有药，三文一贴，甚效。公不肯服，夫人杂他药进之，一服而愈。问其方，乃车前子为末，米饮下二钱匕，云此药利水而不动气，水道利则清浊分，谷脏自止矣。目赤障翳，能除肝热。催生下胎。

酒蒸捣饼，焙研。酒蒸捣饼，入滋补药；炒研，入利水泄泻药。

灯草　轻，通，利水，清热

甘淡而寒。降心火，心能入心。清肺热，利小肠，心与小肠相表里，心火清则肺清、小肠亦清，而热从小便出矣。通气止血。治五淋水肿，烧灰吹喉痹，涂乳止夜啼。擦癣最良。缚成把，擦摩极痒时，虫从草出，浮水可见，十余次则能断根。

瞿麦　通，利水，破血

苦，寒。降心火，利小肠，逐膀胱邪热，为治淋要药。故八正散用之。五淋大抵皆属湿热，热淋者，八正及山栀、滑石之类；血淋宜小蓟、牛膝膏；肾虚淋宜补肾，不可独泻。老人气虚者，宜参、术带木通、山栀。亦有痰滞中焦作淋者，宜行痰兼通利药，最忌发汗，汗之必便血。**破血利窍，决痛消肿，明目去翳，通经堕胎。性利善下，虚者慎用。**寇宗奭曰：心经虽有热，而小肠虚者服之，则心热未清，而小肠别作病矣。

花大如钱，红白斑斓，色甚斌媚，俗呼洛阳花。用蕊、壳。丹皮为使，恶螵蛸。产后淋当去血，瞿麦、蒲黄皆为要药。

萹蓄　　一名扁竹。通淋

苦，平。杀虫疥，利小便。治黄疸热淋，蛔咬腹痛，虫蚀下部。煮服。
叶细如竹，弱茎蔓引，促节有粉，三月开细红花。

天仙藤　　通，活血，消肿

苦，温。疏气活血。治风劳腹痛，妊娠水肿。有天仙藤散，专治子肿。
叶似葛，圆而小，有白毛。根有须。四时不凋。一云即青木香藤。

地肤子　　通，利水，补阴

甘、苦，气寒。益精强阴，入膀胱，除虚热，利小便而通淋。时珍曰：无阴则阳无以化，亦犹东垣治小便不通，用知、柏滋肾之意。王节斋曰：小便不禁或频数，古方多以为寒，而用温涩之药。殊不知属热者多。盖膀胱火邪妄动，水不得宁，故不能禁而频数也。故老人多频数，是膀胱血少，阳火偏旺也。治法当补膀胱阴血，泻火邪为主，而佐以收涩之剂，如牡蛎、山茱、五味之类，不可独用。病本属热，故宜泻火。因水不足，故火动而致便数，小便既多，水益虚矣，故宜补血。补血泻火，治其本也。收之涩之，治其标也。**治癞疝，散恶疮。**煎汤，洗疮疥良。**叶作浴汤，去皮肤风热丹肿，洗眼除雀盲涩痛。**

叶如蒿，茎赤，子类蚕砂。恶螵蛸。

石韦　　通淋，补劳

甘、苦，微寒。清肺金以滋化源，凡行水之药，必皆能先清肺火。**通膀胱而利水道。益精气，补五劳。**利湿清热之功。高阳负对黄帝：治劳伤用石韦丸。**治淋崩发背。**炒末，冷调，酒服。

生石阴。柔韧如皮，背有黄毛。去毛，微炙用。杏仁、滑石、射干为使，得菖蒲良。生古瓦上者名瓦韦，亦治淋。

海金砂　　通淋，泻湿热

甘，寒，淡渗。除小肠、膀胱血分湿热。治肿满，五淋，茎痛。得栀子、牙硝、硼砂，治伤寒热狂。大热利小便，此釜底抽薪之义也。

茎细如线，引竹木上。叶纹皱处，有砂黄赤色。忌火。

茵陈　　通，利湿热，治诸黄

苦燥湿，寒胜热。入足太阳膀胱经。发汗利水，以泄太阴、阳明脾胃之湿热。为治黄疸之君药。脾胃有湿热则发黄，黄者，脾之色也。热甚者，身如橘色，汗如柏汁。亦有寒湿发黄，身熏黄而色暗。大抵治以茵陈为主，阳黄加大黄、栀子，阴黄加附子、干姜，各随寒热治之。又治伤寒时疾，狂热瘴疟，头痛头旋，女人瘕疝。皆湿热为病。

香薷　　宣，通，利湿，清暑

辛散皮肤之蒸热，温解心腹之凝结。属金水而主肺，为清暑之主药。肺气清，则小便行而热降。暑必兼湿，治暑必兼利湿，若无湿，但为干热，非暑也。治呕逆水肿、熬膏服，小便利则消。脚气、口气。煎汤含漱。单服治霍乱转筋。时珍曰：暑月乘凉饮冷，致阳气为阴邪所遏，反中入内，遂病头痛，发热恶寒，烦躁口渴，吐泻霍乱，宜用之以发越阳气、散暑和脾则愈。若饮食不节、劳役作丧之人，伤暑大热大渴，汗出如雨，烦躁喘促，或泻或吐者，乃内伤之症。宜用清暑益气汤、人参白虎汤之类，以泻火益元可也。若用香薷，是重虚其表，而济之热矣。盖香薷乃夏月解表之药，如冬月之用麻黄，气虚者尤不宜多服。今人谓能解暑，概用代茶，误矣！李士材曰：香薷为夏月发汗之药，其性温热，只宜于中暑之人。若中热者误服之，反成大害，世所未知。按洁古云：中暑为阴症、为不足，中热为阳症，为有余。《经》曰：气盛身寒，得之伤寒；气虚身热，得之伤暑。故中暑宜温散，中热宜清凉。【身寒，"寒"字当"热"字看，伤寒必病热】。

陈者胜。宜冷饮，热服令人泻。

青蒿　　泻热，补劳

苦，寒。得春木少阳之令最早，二月生苗。故入少阳、厥阴血分肝胆。治骨蒸劳热，童便捣叶，取汁熬膏。蓐劳虚热，凡苦寒之药，多伤胃气。惟青蒿芳香入脾，独宜于血虚有热之人，以其不犯胃气也。风毒热黄，久疟久痢，瘙疥恶疮，鬼气尸疰。时珍曰：《月令通纂》言伏内庚日，采蒿悬门庭，可辟邪。冬至、元旦，各服二钱亦良，则青蒿之治鬼疰，盖亦有所伏也。补中明目。

童便浸叶用，熬膏亦良。使子勿使叶，使根勿使茎。

附子 　大燥，回阳，补肾命火，逐风寒湿

辛、甘，有毒，大热纯阳。其性浮而不沉，其用走而不守，通行十二经，无所不至。能引补气药以复散失之元阳，引补血药以滋不足之真阴，引发散药开腠理，以逐在表之风寒。同干姜、桂枝，温经散寒发汗。引温暖药达下焦，以祛在里之寒湿。能引火下行，亦有津调贴足心者。【入八味丸内，亦从地黄等补阴】。治三阴伤寒，吴绶曰：附子阴症要药。凡伤寒传变三阴，中寒夹阴，身虽大热，而脉沉细者；或阴盛腹痛，甚则唇青囊缩者，急须用之。若待阴极阳竭而用之，已迟矣。东垣治阴盛格阳，伤寒面赤目赤，烦渴引饮，脉七八至，但按之则散，用姜附汤加人参，投半斤，得汗而愈，此神圣之妙也。中寒中风，卒中曰中，渐伤曰伤。轻为感冒，重则为伤，又重则为中。气厥痰厥，虚寒而厥者宜之。如伤寒阳盛格阴，身冷脉伏，热厥似寒者，误投立毙，宜承气、白虎等汤。咳逆，风寒。呕哕，胃寒。膈噎，膈噎多由气血虚，胃冷、胃槁而成。饮可下而食不可下，槁在吸门，喉间之厌会也。食下官脘痛，须臾吐出，槁在贲门，胃之上口也，此上焦，名噎。食下良久吐出，槁在幽门，胃之下口也，此中焦，名膈。朝食暮吐，槁在阑门，大小肠下口也，此下焦，名反胃。又有痰饮、食积、瘀血壅塞胃口者。如寒痰胃冷，则宜姜、附、参、术；胃槁者，当滋润，宜四物、牛羊乳，血瘀者加韭汁。【当与韭菜、牛乳二条参看论治】。脾泄，命火不足。冷痢寒泻，霍乱转筋，脾虚寒客中焦为霍乱，寒客下焦肝肾为转筋。热霍乱者禁用。拘挛风痹，癥瘕积聚，督脉为病，脊强而厥，小儿慢惊，痘疮灰白，痈疽不敛，一切沉寒痼冷之症。《经》曰：阴盛生内寒，阳虚生外寒。助阳退阴，杀邪辟鬼。本草未载。通经堕胎。凡阴症用姜、附药，宜冷服，热因寒用也。盖阴寒在下，虚阳上浮。治之以寒，则阴益盛；治之以热，则拒格不纳。用热药冷饮，下嗌之后，冷体既消，热性便发，情且不违，而致大益，此反治之妙也。又有寒药热饮治热症者，此寒因热用，义亦相同也。《经》曰：正者正治，反者反治。如用寒治热，用热治寒，此正治也。或以寒治寒，以热治热，此反治也。《经》所谓必伏其所主，而先其所因。盖借寒药、热药为反佐，以作向导也，亦曰从治。王好古曰：用附子以补火，必防泻水。如阴虚之人，久服补阳之药，则虚阳益炽，真阴愈耗，精血日枯，而气无所附丽，遂成不救者多矣。

母为乌头，附生者为附子，连生者为侧子，细长者为天雄，两歧者为乌喙。五物同出异名。

附子以西川彰明赤水产者为最。皮黑体圆，底平八角、重一两以

上者良。或云二两者更胜，然难得。**生用发散，熟用峻补。**赵嗣真曰：仲景麻黄附子细辛汤，熟附配麻黄，发中有补；四逆汤生附配干姜，补中有发，其旨微矣。丹溪曰：乌、附行经，仲景八味丸用为少阴向导，后世因以为补药，误矣！附子走而不守，取其健悍走下，以行地黄之滞耳。相习用为风及补药，杀人多矣。昂按：附子味甘气热，峻补元阳。阳微欲绝者、回生起死，非此不为功。故仲景四逆、真武、白通诸汤多用之。其有功于生民甚大，况古人日用常方，用之最多，本非禁剂。丹溪乃仅以为行经之药，而云用作补药，多致杀人，言亦过矣。盖丹溪法重滋阴，故每暑阳药，亦其偏也。王节斋曰：气虚用四君子汤，血虚用四物汤，虚甚者俱宜加熟附。盖四君、四物，皆平和之宽缓之剂，须得附子健悍之性行之，方能成功。附子热药，本不可轻用，但当病则虽暑热时月，亦可用也。**水浸、面裹煨、令发坼，乘热切片，炒黄，去火毒用。又法，甘草二钱、盐水、姜汁、童便各半盏，煮熟用。【今人用黑豆煮亦佳】。畏人参、黄耆、甘草、防风、犀角、绿豆、童便，反贝母、半夏、栝蒌、白及、白敛。中其毒者，黄连、犀角、甘草煎汤解之，黄土水亦可解。**

乌头功同附子而稍缓。**附子性重峻，温脾逐寒；乌头性轻疏，温脾逐风。寒疾宜附子，风疾宜乌头。**

乌附尖吐风痰，治癫痫，取其锋锐，直达病所。丹溪治许白云，屡用瓜蒂、栀子、苦参、藜芦等剂，吐之不透。后用附子尖和浆水与之，始得大吐胶痰数桶。

天雄补下焦命门阳虚。寇宗奭、张元素皆云补上焦。丹溪曰可为下部之佐。时珍曰：其尖皆向下生，故下行。然补下乃所以益上也，若上焦阳虚，则属心肺之分，当用参、耆，不当用雄、附矣。**治风寒湿痹，为风家主药，发汗又能止阴汗。**

侧子散侧旁生，宜于发散四肢，充达皮毛，治手足风湿诸痹。

草乌头 <small>大燥，开顽痰</small>

辛苦大热。**搜风胜湿，开顽痰，治顽疮，以毒攻毒，颇胜川乌。然至毒，无所酿制，不可轻投。**

野生，状类川乌，亦名乌喙。姜汁炒，或豆腐煮用。熬膏，名射罔，傅箭射兽，见血立死。

白附子 <small>燥，祛风湿，治面疾</small>

辛甘有毒，大热纯阳。**阳明经药，能引药势上行，治面上百病。**阳明之脉营于面，白附能去头面游风。作面脂，消斑疵。**补肝虚，祛风痰，治心痛血**

痹，诸风冷气，中风失音，阴下湿痒。

根如草乌之小者，长寸许，皱纹有节。炮用。陶弘景曰：此药久绝，无复真者。今惟凉州生。

破故纸 一名补骨脂。燥，补命火

辛苦大温。入心包、命门。补相火以通君火，暖丹田，壮元阳，缩小便。亦治遗尿。治五劳七伤，五脏之劳，七情之伤。腰膝冷痛，肾冷精流，肾虚泄泻，肾虚则命门火衰，不能熏蒸脾胃，脾胃虚寒，迟于运化，致饮食减少，腹胀肠鸣，呕涎泄泻，如鼎釜之下无火，物终不熟，故补命门相火，即所以补脾。破故纸四两，五味三两，肉蔻二两，吴茱一两，姜煮枣丸，名四神丸。治五更肾泻。妇人血气。妇人之血脱气陷，亦犹男子之肾冷精流。堕胎。

出南番者色赤，岭南者色绿。酒浸蒸用，亦有童便乳浸、盐水炒者。得胡桃、胡麻良。恶甘草。唐郑相国方：破故纸十两，酒浸蒸为末，胡桃肉二十两，去皮烂研，蜜和，每日酒调一匙，或水调服。白飞霞曰：破故纸属火，坚固元阳；胡桃属木，润燥养血，有木火相生之妙。忌芸薹、羊血。加杜仲，名青娥丸。【芸薹，油菜也】。

肉苁蓉 补肾命，滑肠

甘、酸、咸，温。入肾经血分。补命门相火，滋润五脏。益髓强筋。治五劳七伤，绝阳不兴，绝阴不产，腰膝冷痛，崩带遗精，峻补精血。时珍曰：补而不峻，故有从容之号。骤用恐妨心，滑大便。

长大如臂，重至斤许，有松子鳞甲者良。酒浸一宿，刷去浮甲，劈破，除内筋膜，酒蒸半日。又酥炙用。忌铁。苏恭曰：今人所用，多草苁蓉，功力稍劣。

锁阳 补阳，滑肠

甘、温补阴。益精兴阳，润燥养筋。强筋故能兴阳。治痿弱，滑大便。便燥者啖之，可代苁蓉，煮粥弥佳。

鳞甲栉比，状类男阳。酥炙。

巴戟天 补肾，祛风

甘、辛，微温。入肾经血分、强阴益精。治五劳七伤。辛温散风

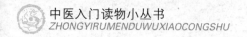

湿，治风气、脚气水肿。

根如连珠，击破中紫而鲜洁者，伪也。中虽紫，微有白糁粉色，而理小暗者，真也。蜀产佳。山蓣根似巴戟，但色白，人或醋煮以乱之。去心，酒浸焙用。覆盆子为使，恶丹参。

胡卢巴　燥，补肾命，除寒湿

苦温纯阳。入右肾命门。暖丹田，壮元阳。治肾脏虚冷，阳气不能归元，同附子、硫黄。痃疝冷气，同茴香、巴戟、川乌、川楝、吴茱萸。寒湿脚气。

出岭南番舶者良，云是番莱菔子。酒浸曝，或蒸，或炒。

仙茅　燥，补肾命

辛，热，有小毒。助命火，益阳道，明耳目，补虚劳。治失溺无子，心腹冷气不能食，温胃。腰脚冷痹不能行。暖筋骨。相火盛者忌服。

叶如茅而略阔，根如小指，黄白多涎。竹刀去皮，切，糯米泔浸，去赤汁，出毒用。忌铁。唐婆罗门始进此方，当时盛传，服之多效。照前制，阴干，蜜丸，酒服。禁牛乳、牛肉。许真君书云：甘能养肉，辛能养节，苦能养气，咸能养骨，酸能养筋，滑能养肤，和苦酒服之必效。

淫羊藿　补肾命

辛香、甘，温。入肝肾。补命门，时珍曰：手足阳明、三焦、命门药。益精气，坚筋骨，利小便。治绝阳不兴，绝阴不产，冷风劳气，四肢不仁。手足麻木。

一名仙灵脾。北部有羊，一日百合，食此藿所致，故名。去枝，羊脂拌炒。山药为使。得酒良。

蛇床子　补肾命，去风湿

辛、苦而温。强阳益阴，补肾散寒，祛风燥湿。治阴痿囊湿，女子阴痛阴痒，湿生虫，同矾煎汤洗。子脏虚寒，产门不闭，炒热熨之。肾命之病，及腰酸体痹，带下脱肛，喉痹齿痛，湿癣恶疮，杀虫止痒。风湿诸病。煎汤浴，止风痒。时珍曰：肾命、三焦气分之药，不独补助男子，而且有益妇人。

世人舍此而求补药于远域，岂非贵耳贱目乎？

似小茴而细。微妙杀毒则不辣。以地黄汁拌蒸三遍佳。恶丹皮、贝母、巴豆。

菟丝子 平补三阴

甘、辛和平。凝正阳之气，入足三阴。脾、肝、肾。强阴益精，温而不燥，不助相火。治五劳七伤，精寒淋沥，口苦燥渴。脾虚肾燥而生内热，菟丝益阴清热。祛风明目，补卫气，助筋脉，益气力，肥健人。补肝肾之效。《老学庵笔记》：予族弟少服菟丝子凡数年，饮食倍常，血气充盛。忽因浴见背肿，随视随长，乃大疽也。适值金银花开，饮至数斤，肿遂消。菟丝过服，尚能作疽，以此知金石药，不可不戒。【昂按：此人或感他毒，未可尽归咎于菟丝也】。

无根，蔓延草上，子黄如黍粒。得酒良。淘去泥沙，酒浸一宿，曝干捣末。山药为使。

覆盆子 平补肝肾

甘、酸，微温。益肾脏而固精，补肝虚而明目，起阳痿，缩小便，寇氏曰：服之当覆其溺器，故名。泽肌肤，乌髭发。榨汁涂发不白。女子多孕。同蜜为膏，治肺气虚寒。李士材曰：强肾无燥热之偏，固精无凝涩之害，金玉之品也。

状如覆盆，故名。去蒂，淘净捣饼，用时酒拌蒸。叶绞汁，滴目中，出目弦虫，除肤赤，收湿止泪。

蒺藜子 平补肝肾

苦温补肾，辛温泻肺气而散肝风，益精明目。肝以散为补，凡补肝药，皆能明目。治虚劳腰痛，遗精带下，咳逆肺痿，乳闭癥瘕，痔漏阴癞音颓。肾、肝、肺三经之病，催生堕胎。刺蒺藜主恶血，故能破癥下胎。

沙苑蒺藜 绿色似肾。故补肾。炒用。亦可代茶。

刺蒺藜 三角有刺。去刺，酒拌蒸。风家宜刺蒺藜，补肾则沙苑者为优。余功略同。《瑞竹堂方》：齿牙打动者，蒺藜根烧灰傅之。

使君子 补脾，杀虫，消积

甘，温。健脾胃，除虚热，杀脏虫。治五疳便浊，泻痢疮癣，为小儿诸病要药。《经疏》曰：五疳便浊，泻痢腹虫，皆由脾胃虚弱，因而乳停食滞、湿热瘀塞而成。脾胃健，则积滞消，湿热散，水道利，而前症尽除矣。时珍曰：凡杀虫之药，多是苦辛，独使君子、榧子，甘而杀虫。【按：地黄、胡麻，皆甘而能杀虫】。每月上旬，虫头向上，中旬头横，下旬向下。《道藏》云：初一至初五，虫头向上。凡有虫病者，每月上旬，空心食数枚，虫皆死而出也。

出闽蜀。五瓣有棱，内仁如榧。亦可煨食，久则油，不可用。忌饮热茶，犯之作泻。

益智子 燥脾肾，补心肾

辛，热。本脾药，兼入心肾。主君相二火，补心气、命门、三焦之不足。心为脾母，补火故能生土。能涩精固气，本草未载。又能开发郁结，使气宣通，味辛能散。温中进食，摄涎唾，胃冷则涎涌。缩小便。肾与膀胱相表里，益智辛温固肾。盐水炒，同乌药等分，酒煮，山药糊丸，盐汤下，名缩泉丸。治呕吐泄泻，客寒犯胃，冷气腹痛，崩带泄精。涩精固气。因热而崩浊者禁用。

出岭南。形如枣核，用仁。

砂仁 即缩砂蔤。宣，行气，调中

辛、温香窜。补肺益肾，和胃醒脾，快气调中，通行结滞。治腹痛痞胀，痞满，有伤寒下早、里邪入而痞者，有食壅痰塞而痞者，有脾虚气弱而痞者。须分虚实治之，不宜专用利气药，恐变为鼓胀。鼓胀，内胀而外有形，痞胀惟觉满闷而已，皆太阴为病也。噎膈呕吐，上气咳嗽，赤白泻痢，湿热积滞，客于大肠，砂仁亦入大小肠经。霍乱转筋，奔豚崩带。祛痰逐冷，消食醒酒，止痛安胎。气行则痛止，气顺则胎安。散咽喉口齿浮热，化铜铁骨鲠。王好古曰：得檀香、豆蔻入肺，得人参、益智入脾，得黄柏、茯苓入肾，得赤石脂入大小肠。《医通》曰：辛能润肾燥，引诸药归宿丹田。地黄用之拌蒸，亦取其能达下也。《经疏》曰：肾虚气不归元，用为向导，殆胜桂、附热药为害。

出岭南，研用。

白豆蔻 宣，行气，暖胃

辛，热。流行三焦，温暖脾胃，三焦利，脾胃转，诸症自平。而为肺家本药。肺主气。散滞气，消酒积，除寒燥湿，化食宽膨。治脾虚疟疾，感寒腹痛，吐逆反胃，<small>肺胃火盛及气虚者禁用。</small>白睛翳膜，<small>白睛属肺，能散肺滞。</small>太阳经目眦红筋。<small>太阳脉起目眦。</small>

番舶者良。研细用。

肉豆蔻 <small>一名肉果。燥脾，涩肠</small>

辛温气香。理脾暖胃，下气调中，逐冷祛痰，消食解酒。治积冷心腹胀痛，<small>挟痰、挟食者并宜之。</small>中恶吐沫，小儿吐逆，乳食不下。又能涩大肠，止虚泻冷痢。<small>初起忌用。</small>

出岭南。似草蔻，外有皱纹，内有斑纹。糯米粉裹，煨熟用。忌铁。

草豆蔻 <small>一名草果。燥湿祛痰，除痰截疟</small>

辛热香散。暖胃健脾，破气开郁，燥湿祛寒，除痰化食。治瘴疬寒疟，<small>佐常山能截疟。或与知母同用，取其一阴一阳，治寒热瘴疟。盖草果治太阴独胜之寒，知母治阳明独胜之火。</small>寒客胃痛，<small>散滞气，利膈痰，因滞因寒者多效。</small>霍乱泻痢，噎膈反胃，痞满吐酸，痰饮积聚。解口臭气、酒毒、鱼肉毒。<small>故食料用之。</small>过剂助脾热，耗气损目。

闽产名草蔻，如龙眼而微长，皮黄白、薄而棱峭，仁如砂仁而辛香气和。滇广所产名草果，如诃子，皮黑厚而棱密，子粗而辛臭。虽是一物[①]，微有不同。面裹煨熟，取仁用。忌铁。

香附 <small>一名莎草根。宣，调气开郁</small>

性平气香，味辛能散，微苦能降，微甘能和。乃血中气药，通行十二经、八脉气分，主一切气。<small>人身以气为主，气盛则强，虚则衰，顺则平，逆则病，绝则死矣。《经》曰：怒则气上，恐则气下，喜则气缓，悲则气消，惊则气乱，思则气结，劳则气耗，此七情之气也。【《素问》中仍有寒则气收，热则气泄，名九气】。以香附为君，随症而加升降消补之药。</small>利三焦，解六郁，<small>痰郁、火郁、气郁、血郁、湿郁、食郁。</small>止诸痛。<small>通则不痛。</small>治多怒多忧，痰饮痞满，胕肿腹胀，饮食积聚，霍乱吐泻，肾气脚气，痈疽疮疡，<small>血凝气滞所致。香附一味末服，名独胜丸，治痈</small>

---

① 虽是一物：实则为同科不同属的植物。

疽由郁怒得者。如疮初作，以此代茶，溃后亦宜服之。大凡疮疽喜服香药，行气通血，最忌臭秽不洁触之。故古人治疡，多用五香连翘饮。康祖左乳病痈，又臆间生核，痛楚半载。祷张王梦授以方，姜汁制香附为末，每服二钱，米饮下，遂愈。**吐血便血，崩中带下，月候不调**，气为血配，血因气行。经成块者，气之凝；将行而痛，气之滞；行后作痛，气血俱虚也；色淡亦虚也，色紫，气之热；色黑则热之甚也；错经者，气之乱；肥人痰多而经阻，气不运也。香附阴中快气之药，气顺则血和畅，然须辅以凉血补气之药。丹溪曰：能引血药至气分而生血，此正阳生阴长之义。**胎产百病。能推陈致新，故诸书皆云益气**。行中有补。丹溪曰：天行健运不息，所以生生无穷，即此理耳。时珍曰：凡人病则气滞而馁，香附为气分君药，臣以参、芪，佐以甘草，治虚怯甚速也。

　　去毛用。生则上行胸膈，外达皮肤；熟则下走肝肾，旁彻腰膝。童便浸炒，则入血分而补虚；盐水浸炒，则入血分而润燥；或蜜水炒。**青盐炒，则补肾气；酒浸炒，则行经络；醋浸炒，则消积聚**；且敛其散。**姜汁炒，则化痰饮；炒黑又能止血。忌铁**。时珍曰：得参、术则补气，得归、地则补血，得木香则散滞和中，得檀香则理气醒脾，得沉香则升降诸气，得芎藭、苍术则总解诸郁，得栀子、黄连则清降火热，得茯神则交济心肾，得茴香、破故纸则引气归元，得厚朴、半夏则决壅消胀，得紫苏、葱白则发汗散邪，得三棱、莪莸则消积磨块，得艾叶则治血气，暖子宫。乃气病之总司，女科之仙药也。大抵妇人多郁，气行则郁解，故服之尤效。非宜于妇人，不宜于男子也。李士材曰：乃治标之剂，惟气实血未大虚者宜之。不然恐损气而燥血，愈致其疾矣。世俗泥于女科仙药之一语，惜未有发明及此者。

木香　宣，行气

　　辛、苦而温。三焦气分之药。能升降诸气，泄肺气，疏肝气，和脾气。怒则肝气上。肺气调，则金能制木而肝平，木不克土而脾和。**治一切气痛，九种心痛**，痛属胃脘，曰寒痛、热痛、气痛、血痛、湿痛、痰痛、食痛、蛔痛、悸痛。盖君心不易受邪，真心痛者，手足冷过腕节，朝发夕死。**呕逆反胃，霍乱泻痢，后重**，同槟榔用。刘河间曰：痢疾行血则脓血自愈，调气则后重自除。**癃闭，痰壅气结，痃癖癥块，肿毒蛊毒，冲脉为病，气逆里急。杀鬼物，御瘴雾，去腋臭，实大肠，消食安胎**。气逆则胎不安。**过服泄真气**。丹溪曰：味辛气升，若阴火冲上者，反助火邪，当用黄柏、知母，少以木香佐之。王好古曰：《本草》主气劣、气不足，补也；通壅导气，破也；安胎健脾胃，补也；除痰癖癥块，破也，不同如此。汪机曰：与补药为佐则补，与泻药为君则泻。时珍曰：诸气膹郁，皆属于肺。上焦气滞用之者，金郁泄之也。中气不运，皆属于脾，中焦气滞用之者，脾胃喜芳香也。大肠气滞则后重，膀胱气不化则癃秘，肝气郁则为痛，下焦气滞用之者，塞者通之也。

番舶上来，形如枯骨，味苦粘舌者良，名青木香。今所用者，皆广木香、土木香。磨汁用。东垣用黄连制，亦有蒸用，面裹煨用者。煨用实肠止泻。畏火。

藿香 宣，去恶气

辛、甘，微温。入手足太阴肺、脾。快气和中，开胃止呕。胃弱、胃热而呕者忌用。去恶气，进饮食。治霍乱吐泻，心腹绞痛，肺虚有寒，上焦壅热。能理脾肺之气。古方有藿香正气散。正气通畅，则邪逆自除。

出交广。方茎有节，叶微似茄汁。古惟用叶，今枝茎亦用之，因叶多伪也。

茴香 古作蘹香。燥，补肾命门，治寒疝

大茴辛热。入肾、膀胱。暖丹田，补命门，开胃下食，调中止呕。疗小肠冷气，癫疝阴肿，疝有七种，气、血、寒、水、筋、狐、癫也。肝经病，不属肾经，以厥阴肝脉络阴器也。多因寒湿所致，亦有挟虚者，当加参、术于温散药中。干湿脚气。多食损目发疮。

小茴辛、平，理气开胃，亦治寒疝。食料宜之。

大如麦粒，轻而有细棱者名大茴，出宁夏。他处小者名小茴。自番舶来，实八瓣者，名八角茴香。炒黄用，得酒良。得盐则入肾，发肾邪，故治阴疝。受病于肝，见症于肾。大小茴各一两为末，猪脬一个，连尿入药，酒煮烂，为丸服。

甘松香 宣，理气醒脾

甘，温，芳香。理诸气，开脾郁。治腹卒然满痛，风疳齿䘌，脚膝气浮。煎汤淋洗。

出凉州及黔蜀。叶如茅。用根。根极繁密。

山柰 宣，温中，辟恶

辛温。暖中辟恶。治心腹冷痛，寒湿霍乱，风虫牙痛。

生广中，根叶皆如生姜。入合诸香用。

良姜　宣，燥，暖胃散寒

辛，热。暖胃散寒，消食醒酒。治胃脘冷痛，凡心口一点痛，俗言心气痛，非也，乃胃脘有滞或有虫，及因怒、因寒而起。以良姜酒洗七次，香附醋洗七次，焙研。因寒者，姜二钱，附一钱；因怒者，附二钱，姜一钱；寒怒兼者，每钱半，米饮加姜汁一匙，盐少许服。初梁绳患心脾痛，梦神授此方，二味等分服，后入各炒方用。霍乱泻痢，吐恶噎膈，瘴疟冷癖。肺胃热者忌之。

出岭南高州。子名红豆蔻。温肺散寒，醒脾燥湿，消食解酒。东垣脾胃药中常用之。并东壁土炒用。

荜茇　一作拨。燥，除胃冷，散浮热

辛，热。除胃冷，温中下气，消食祛痰。治水泻气痢，牛乳点服。虚冷肠鸣，亦入大肠经。冷痰恶心，呕吐酸水，痃癖阴疝。辛散阳明之浮热，治头痛，偏头痛者，口含温水，随左右以末吹一字入鼻效。牙痛，寒痛宜干姜、荜茇、细辛，热痛宜石膏、牙硝，风痛宜皂角、僵蚕、蜂房、二乌，虫痛宜石灰、雄黄。鼻渊。多服泄真气，动脾肺之火，损目。

出南番，岭南亦有。类椹子而长，青色。去挺用头。醋浸。刮净皮粟，免伤人肺。

烟草　新增。宣，行气，辟寒

辛，温，有毒。治风寒湿痹，滞气停痰，山岚瘴雾。其气入口，不循常度，顷刻而周一身，令人通体俱快，醒能使醉，醉能使醒；饥能使饱，饱能使饥。人以代酒代茗，终身不厌。故一名相思草。然火气熏灼，耗血损年，人自不觉耳。

闽产者佳。烟筒中水，能解蛇毒。

金银花　泻热，解毒

甘，寒。入肺。散热解毒，清热即是解毒。补虚，凡味甘者皆补。疗风，养血止渴。丹溪曰：痈疽安后发渴，黄芪六一汤吞忍冬丸切当。忍冬养血，黄芪补气，渴何由作？治痈疽疥癣，杨梅恶疮，肠澼血痢，五种尸疰。

经冬不凋，一名忍冬。又名左缠藤。花叶同功。花香尤佳，酿酒代茶、熬膏并妙。忍冬酒，治痈疽发背一切恶毒，初起便服奇效。干者亦可，惟不及生者力速。忍冬五两，甘草一两，水二碗，煎至一碗，再入酒一碗略煎，分三服，一日一夜吃尽。重者日二剂，服至大小肠通利，则药力到。忍冬丸，照前分两，酒煮晒干，同甘草为末，以所煮余酒打糊为丸。陈藏器云：热毒血痢，浓煎服之。为末，糖调，常服能稀痘。

蒲公英　一名黄花地丁。泻热，解毒

甘，平。花黄，属土，入太阴、阳明脾、胃。**化热毒，解食毒，消肿核。专治乳痈。**乳头属厥阴，乳房属阳明。同忍冬煎，入少酒服，捣敷亦良。**疗毒，亦为通淋妙品。**诸家不言治淋，试之甚验。**擦牙，乌髭发。**《瑞竹堂》有还少丹方，取其通肾。东垣曰：苦寒肾经君药。**白汁涂恶刺。**凡螳螂诸虫，盛夏孕育，游诸物上，必遗精汁，干久则有毒。人手触之成疾，名狐尿刺，燥痛不眠，百疗难效，取汁厚涂即愈，《千金方》极言其功。

叶如莴苣，花如单瓣菊花。四时有花，花罢飞絮。断之茎中有白汁。
郑方升曰：一茎两花，高尺许者，掘下数尺，根大如拳，旁有人形拱抱。捣汁酒服，治噎膈如神。

紫花地丁　泻热，解毒

辛、苦而寒。治痈疽发背，疗肿瘰疬，无名肿毒。
叶如柳而细，夏开紫花，结角。生平地者起茎，生沟壑者起蔓。

杜牛膝[①]　一名天名精，一名地菘。泻热，吐痰，破血，解毒

甘，寒，微毒。**能破血。**一妇产后，口渴气喘，面赤有斑，大便泄，小便秘。用行血利水药不效，用杜牛膝浓煎膏饮，下血一桶，小便通而愈。**能止血吐痰，除热解毒杀虫。治乳蛾喉痹，砂淋血淋，**《良方》曰：浓煎，加乳、麝少许，神效。**小儿牙关紧闭，急慢惊风。**不省人事者，绞汁入好酒灌之即苏。以醋拌渣，傅项下。**服汁，吐疟痰；**惊风服之，亦取其吐痰。**漱汁，止牙痛。捣之，敷蛇、虫蝎毒。**
根白如短牛膝。地黄为使。煎汤洗痔，渣塞患处良。

鹤虱　泻，杀虫

苦、辛，有小毒。**杀五脏虫，治蛔啮腹痛。**面白唇红，时发时止者，为虫

---

① 杜牛膝：此乃菊科植物天名精的根，非今苋科植物牛膝（野生种）等的根。

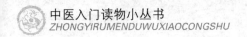

痛，肥肉汁调末服。

《沈存中笔记》云是杜牛膝子。或曰非也，别是一种。最粘人衣。有狐气，炒热则香。

山豆根　<small>泻热，解毒</small>

苦，寒。泻心火以保金气，去肺、大肠之风热。<small>心火降，则不灼肺而金清。肺与大肠相表里，肺金清，则大肠亦清。</small>消肿止痛。治喉痈喉风，龈肿齿痛，<small>含之咽汁。</small>喘满热咳，腹痛下痢，五痔诸疮。解诸药毒，敷秃疮、蛇、狗、蜘蛛伤，疗人、马急黄。<small>血热极所致。</small>

苗蔓如豆，经冬不凋。

牛蒡子　<small>一名鼠粘子，一名恶实。泻热，解毒</small>

辛，平。润肺解热，散结除风，利咽膈，理痰嗽，消斑疹，利二便，行十二经，散诸肿疮疡之毒，利腰膝凝滞之气。<small>性冷而滑利，痘症虚寒泄泻者忌服。</small>

实如葡萄而褐色，酒拌蒸，待有霜，拭去用。根苦寒。竹刀刮净，绞汁，蜜和服，治中风，汗出乃愈。捣和猪脂，贴疮肿及反花疮。<small>肉反出如花状。</small>

山慈菇　<small>泻热，解毒</small>

甘、微辛，有小毒。功专清热散结。治痈疮疔肿，瘰疬结核。<small>醋磨涂。</small>解诸毒蛊毒，蛇虫、狂犬伤。

根与慈菇、小蒜相类，去毛壳用。<small>玉枢丹中用之。《广笔记》云：出处州遂昌县洪山，无毛，少真者，有毛误也。</small>

漏卢　<small>泻热，解毒</small>

咸软坚，苦下泄，寒胜热。入胃、大肠，通肺、小肠。散热解毒，通经下乳，排脓止血，生肌杀虫。治遗精尿血，痈疽发背，<small>古方以漏卢汤为称首。</small>及预解时行痘疹毒。<small>取其寒胜热，又能入阳明故也。</small>

出闽中。茎如油麻，枯黑如漆者真。甘草拌蒸。连翘为使。

贯众 泻热，解毒

味苦，微寒，有毒，而能解邪热之毒。治崩中带下，产后血气胀痛，破癥瘕，发斑痘。王海藏快斑散用之。化骨哽，能软坚。杀三虫。

根似狗脊而大。汁能制三黄，化五金，伏钟乳、结砂、制汞，解毒软坚。以此浸水缸中，日饮其水，能辟时疾。

射干 泻火，解毒，散血，消痰

苦，寒，有毒。能泻实火，火降则血散肿消，而痰结自解，故能消心脾老血，行太阴肺、脾、厥阴肝之积痰。治喉痹咽痛为要药。擂汁醋和，噙之引涎。《千金方》：治喉痹，有乌扇膏。治结核瘰疬，便毒疟母。鳖甲煎丸，治疟母用之，皆取其降厥阴相火也。通经闭，利大肠，镇肝明目。

扁竹花根也。叶横铺，如乌羽及扇，故一名乌扇、乌翣。泔水浸一日，簟竹叶煮半日用。

续随子 一名千金子。泻，行水，破血，解毒

辛，温，有毒。行水破血。治癥瘕痰饮，冷气胀满，蛊毒鬼疰。利大小肠，下恶滞物，涂疥癣疮。玉枢丹用之，治百病多效。《经疏》曰：乃以毒治毒之功。

去壳，取色白者压去油用。时珍曰：续随与大戟、泽漆、甘遂，茎叶相似，主疗亦相似，长于利水。用之得法，皆要药也。

马蔺子 一名蠡实。泻湿热，解毒

甘平。治寒疝喉痹，痈肿疮疖，妇人血气烦闷，血运崩带。利大小肠。久服令人泻。

丛生，叶似薤而长厚，结角子如麻大，赤色有棱。炒用。治疝用醋拌。根、叶同功。

蓖麻子 泻，通窍，拔毒，出有形滞物

辛、苦，有毒。性善收，亦善走，能开通诸窍、经络。治偏风不遂，㖞邪，捣饼。左贴右，右贴左，即止。口噤、鼻窒耳聋，捣烂绵裹，塞耳塞鼻。喉痹舌胀。油作纸，燃烟熏。能利水气，治水症浮肿。研服。当下青黄水，壮人

只可五粒。能出有形滞物。治针刺入肉，捣敷伤处，频看，刺出即去药，恐努出好肉。竹木骨哽，蓖麻子一两，凝水石二两，研匀。以一捻置舌根，噙咽，自然不见。胞胎不下。蓖麻一粒，巴豆一粒，麝香一分，贴脐中并足心，胎下即去之。若子肠挺出者，捣膏涂顶心，即收。能追脓拔毒，傅瘰疬恶疮，外用屡奏奇功。鹈鹕油能引药气入内，蓖麻油能拔气出外，故诸膏多用之。然有毒热，气味颇近巴豆，内服不可轻率。去皮，黄连水浸，每晨用浸水吞一粒至三四粒，治大风疥癞。

形如牛蜱，黄褐有斑。盐水煮，去皮研，或用油。忌铁。食蓖麻，一生不得食炒豆，犯之胀死。

白头翁　泻热，凉血

苦坚肾，寒凉血。入阳明血分胃，大肠。治热毒血痢，仲景治热痢，有白头翁汤，合黄连、黄柏、秦皮。东垣曰：骨欲坚，急食苦以坚之。痢则下焦虚，故以纯苦之剂坚之。温疟寒热，齿痛骨痛，肾主齿骨，龈属阳明。鼻衄秃疮，瘰疬疝瘕，血痔偏坠。捣傅患处。明目消疣。

有风反静，无风则摇，近根处有白茸。得酒良。

王瓜　即土瓜根。泻热，利水，行血

苦，寒。泻热利水。治天行热疾，黄疸消渴，捣汁饮。便数带下，月闭瘀血。利大小肠，排脓消肿，下乳，通乳药多用之，单服亦可。堕胎。

根如栝蒌之小者，味如山药，根、子通用。《经疏》曰：主治略似栝蒌。伤寒发斑，用王瓜捣汁，和伏龙肝末服，甚效。

王不留行　通，行血

甘、苦而平。其性行而不住，能走血分，通血脉，乃阳明、冲、任之药。阳明多气多血。除风去痹，止血定痛，通经利便，下乳，俗云：穿山甲，王不留，妇人服之乳长流。催生。治金疮，止血痈疮。散血。出竹木刺。孕妇忌之。

花如铃铎，实如灯笼，子壳五棱。取苗、子蒸，浆水浸用。

冬葵子　滑肠，利窍

甘寒淡滑。润燥利窍，通营卫，滋气脉，行津液，利二便，消水肿，<small>用榆皮等分煎服。</small>通关格，下乳滑胎。

秋葵复种，经冬至春作子者，名冬葵子。根、叶同功。春葵子亦滑，不堪入药。

蜀葵花，赤者治赤带，白者治白带；赤者治血燥，白者治气燥。亦治血淋、关格，皆取其寒润滑利之功也。

白鲜皮 <small>通，祛风湿</small>

气寒善行，味苦性燥，<small>行水故燥。</small>入脾胃除湿热，兼入膀胱、小肠。行水道，通关节，利九窍。为诸黄、风痹之要药。<small>一味白鲜皮汤，治产后風。时珍曰：世医止施之疮科，浅矣。</small>兼治风疮疥癣，女子阴中肿痛。<small>湿热乘虚客肾与膀胱所致。</small>

根黄白而心实。取皮用。恶桑螵蛸、桔梗、茯苓、萆薢。

萆薢 <small>通，祛风湿，补下焦</small>

甘、苦，性平。入足阳明、厥阴<small>胃、肝</small>。祛风去湿，以固下焦。<small>阳明主肉，属湿。厥阴主筋，属风。</small>补肝虚，<small>祛风。</small>坚筋骨，<small>风湿去则筋骨坚。</small>益精明目。治风寒湿痹，腰痛久冷，关节老血，膀胱宿水，阴痿失溺，茎痛遗浊，痔瘘恶疮。<small>诸病皆因阳明湿热流入下焦，萆薢能除浊分清，古方有萆薢分清饮。史国信云：若欲兴阳，先滋肾力。若欲便清，先分肝火。《万金护命方》云：凡人小便频数，便时痛不可忍者，此疾必因大脐秘然不通，水液只就小肠，大脐愈加干竭，甚则身热，心躁思水，即重症也。此疾本因贪酒色，或过食辛热荤腻之物，积有热毒，腐物瘀血，乘虚流入小肠，故便时作痛也。此便数而痛，与淋症涩而痛不同，宜用萆薢一两，盐水炒，为末，每服二三钱，使水道转入大肠，仍以葱汤频洗谷道，令气得通，则便数及痛自减也。肾有二窍，淋症出于溺窍，浊症出于精窍。</small>

有黄白二种，黄长鞭<small>音硬。</small>白虚软。软者良。薏苡为使。畏大黄、柴胡、前胡。忌茗、醋。<small>时珍曰：萆薢、菝葜、土茯苓，形不同而主治不甚相远，岂一类数种乎？萆薢根细长、浅白，菝葜根作块而黄。</small>

土茯苓 <small>通，祛湿热，补脾胃</small>

甘淡而平。阳明<small>胃、大肠</small>主药。健脾胃，祛风湿，脾胃健则营卫从，风湿除则筋骨利。利小便，止泻泄。治筋骨拘挛，杨梅疮毒，<small>杨梅疮，古方不载。明·正德间起于岭表，其症多属阳明、厥阴，而兼及他经。盖相火寄于厥阴，肌肉属于</small>

阳明故也。医用轻粉劫剂，其性燥烈。入阳明劫去痰涎，从口齿出，疮即干愈。然毒气窜入经络筋骨，血液枯槁，筋失所养，变为拘挛、痈漏，竟致废锢。土茯苓能解轻粉之毒，去阳明湿热，用一两为君，苡仁、金银花、防风、木通、木瓜、白鲜皮各五分，皂角子四分，气虚加人参七分，血虚加当归七分，名搜风解毒汤。**瘰疬疮肿。**湿郁而为热，营卫不和，则生疮肿。《经》曰：湿气害人，皮肉筋脉是也。土茯苓淡能渗，甘能补，患脓痔者，煎汤代茶，甚妙。

大如鸭子，连缀而生，俗名冷饭团。有赤白二种，白者良。可煮食，亦可生啖。忌茶。

白敛 <small>泻火，散结</small>

苦能泄，辛能散，甘能缓，寒能除热。杀火毒，散结气，生肌止痛。治痈疽疮肿，面上疱疮，金疮扑损。<small>箭镞不出者，同丹皮或半夏为末，酒服。</small>敛疮方多用之。<small>故名。</small>每与白及相须。**搽冻耳。**<small>同黄柏末油调。</small>

蔓赤，枝有五叶。根如卵而长，三五枝同窠，皮黑肉白。一种赤敛，功用皆用。<small>郑奠一曰：能治温疟血痢，肠风痔瘘，赤白带下。</small>

预知子 <small>补劳，泻热</small>

苦，寒。补五劳七伤。治痃癖气块，天行温疾，蛇虫咬毒。杀虫疗蛊。<small>缀衣领中，凡遇蛊毒，则闻其声而预知之，故名。</small>利便催生。

藤生。子如皂荚，褐色光润。出蜀中，云亦难得。

旱莲草 <small>一名鳢肠，又名金陵草。补肾</small>

甘咸，汁黑。补肾止血，黑发乌髭。《千金》云：当及时多收，其效甚速。<small>《经疏》云：性凉不益脾胃，故《千金方》金陵煎丸，用姜汁和剂。</small>

苗如旋覆，实似莲房，断之有汁，须臾而黑。熬膏良。

刘寄奴草 <small>泻，破血，止血</small>

苦温。破血通经，除症下胀，止金疮血。多服令人吐利。

一茎直上，叶尖长糙涩，花白蕊黄，如小菊花，有白絮如苦荬絮，子细长，亦似苦荬子。茎、叶、花、子皆可用。<small>刘裕，小字寄奴。微时曾射一蛇。明日，见童子林中捣药，问之，答曰：吾王为刘寄奴所伤，合药敷之。裕曰：王何不杀之？童曰：寄奴，王者，不可杀也。叱之不见，乃收药回。每遇金疮，傅之立愈。</small>

马鞭草　泻，破血，消胀，杀虫

味苦，微寒。破血通经，杀虫消胀。治气血癥瘕，臁疮阴肿。捣涂。

墟陌甚多。方茎，叶似益母对生，夏秋开细紫花，穗如车前草，类蓬蒿而细。根白而小。用苗、叶。

谷精草　轻，明目

辛，温，轻浮。上行阳明胃。兼入厥阴肝。明目退翳之功，在菊花之上。亦治喉痹齿痛，阳明风热。

收谷后，荒田中生。叶似嫩秧，花如白星。小儿雀盲者，羯羊肝一具，不洗，竹刀割开，入谷精煮熟食之。或作丸，茶下。

青葙子　一名草决明。泻肝，明目

味苦，微寒。入厥阴肝。祛风热，镇肝明目。治青盲障翳，虫疮恶疮。瞳子散大者忌服。能助阳火。

类鸡冠而穗尖长。

决明子　泻肝，明目

甘、苦、咸，平。入肝经，除风热。治一切目疾，故有决明之名。又曰益肾精。瞳子神光属肾。日华曰：明目甚于黑豆，作枕治头风。

状如马蹄，俗呼马蹄决明。捣碎煎。恶大麻仁。

蓼实　宣，温中

辛，温。温中明目，耐风寒，下水气。时珍曰：古人种蓼为蔬，收子入药，今惟酒曲用其汁耳。以香蓼、青蓼、紫蓼为良。

有香蓼、青蓼、紫蓼、赤蓼、木蓼、水蓼、马蓼。

马勃　轻，泻热，外用傅疮

辛，平，轻虚。清肺解热，东垣普济消毒饮中用之。散血止嗽。治喉痹咽痛，吹喉中良，或加白矾，或硝，扫喉，取吐痰愈。鼻衄失音。外用傅诸疮良。

生湿地朽木上。状如肺肝，紫色虚软，弹之粉出，取粉用。

木鳖子 _{泻热，外用治疮}

苦，温，微甘。有小毒，利大肠。治泻痢疳积，瘰疬疮痔，乳痈（蚌）〔酒〕毒。消肿追毒，生肌除黚。_{音旱，黑斑。}专入外科。核扁如鳖，绿色。拣去油者，能毒狗。

增订本草备要卷之三

　　　　　休宁汪　昂讱庵著辑　　男汪　端其两
　　　　　弟汪　桓殿武参订　　侄汪惟宠子锡同较
　　　　　同学郑曾庆赞裳同订　侄婿仇　澟天一

木部

茯苓　<small>补心脾，通，行水</small>

甘、温益脾助阳，淡渗利窍除湿。色白入肺泻热，而下通膀胱。<small>能通心气于肾，使热从小便出，然必其上行入肺，能清化源，而后能下降利水也。</small>宁心益气，调营理卫，定魄安魂。<small>营主血，卫主气，肺藏魄，肝藏魂。</small>治忧恚惊悸，<small>心肝不足。</small>心下结痛，寒热烦满，口焦舌干，<small>口为脾窍，舌为心苗。火下降则热除。</small>咳逆<small>肺火</small>呕哕<small>胃火，</small>膈中痰水，<small>脾虚。</small>水肿淋沥，泄泻<small>渗湿</small>遗精。<small>益心肾。若虚寒遗溺泄精者，又当用温热之剂峻补其下。忌用茯苓淡渗之药。</small>小便结者能通，多者能止。<small>湿除则便自止。</small>生津止渴，<small>湿热去则津生。</small>退热安胎。

松根灵气结成，以大块坚白者良。去皮，乳拌蒸。【多拌良】。

白者入肺、膀胱气分，赤者入心、小肠气分。<small>时珍曰：白入气，赤入血。</small>补心脾白胜，利湿热赤胜。恶白敛，畏地榆、秦艽、龟甲、雄黄，忌醋。

皮，专能行水，治水肿肤胀。<small>以皮行皮之义，五皮散用之。凡肿而烦渴，便秘溺赤，属阳水，宜五皮散、疏凿饮；不烦渴，大便溏，小便数，不赤涩，属阴水，宜实脾饮、流气饮。腰以上肿宜汗，腰以下肿宜利小便。</small>

茯神　<small>补心</small>

主治略同茯苓，但茯苓入脾、肾之用多，茯神入心之用多。开心益智，安魂养神。疗风眩心虚，健忘多恚。

即茯苓抱根生者。<small>昂按：以其抱心，故能补心也。</small>去皮及中木用。

· 75 ·

茯神心木，名黄松节。疗诸筋挛缩，偏风㖞邪，心掣健忘。心木一两，乳香一钱，石器炒研，名松节散。每服二钱，木瓜汤下，治一切筋挛疼痛。乳香能伸筋，木瓜能舒筋也。

琥珀　<small>通，行水，散瘀，安神</small>

甘，平。以脂入土而成宝，故能通塞以宁心。安魂魄，疗癫邪。<small>从镇坠药，则安心神。</small>色赤入手少阴、足厥阴血分<small>心、肝</small>。故能消瘀血，破癥痕，生肌肉，合金疮。<small>从辛温药则破血生肌。</small>其味甘淡上行，能使肺气下降而通膀胱。《经》曰：饮食入胃，游溢精气，上输于脾，脾气散精，上归于肺，通调水道，下输膀胱。凡渗药皆上行而后下降。故能治五淋，利小便，燥脾土。<small>从淡渗药则利窍行水。</small>然石药终燥，若血少而小便不利者，反致燥急之苦。又能明目磨翳。

松脂入土，年久结成，或云枫脂结成。以摩热拾芥者真。<small>市人多煮鸡子及青鱼枕伪之，摩呵亦能拾芥，宜辨。</small>用柏子仁末，入瓦锅同煮半日，捣末用。

松节　<small>燥湿，去风</small>

松之骨也，坚劲不凋，故取其苦温之性，以治骨节间之风湿。<small>丹溪曰：能燥血中之湿。</small>

杵碎浸酒良。<small>史国公药酒中用之。</small>

松脂：苦、甘、性燥。祛风去湿，化毒杀虫，生肌止痛。养生家炼之服食，今熬膏多用之。<small>龋齿有孔，松脂纤塞，虫即从脂出。</small>

松毛：酿酒。<small>煮汁代水。</small>亦治风痹脚气。

柏子仁　<small>补心脾，润肝肾</small>

辛、甘而润。其气清香，能透心肾而悦脾。<small>昂按：凡补脾药多燥，此润药而香能舒脾，燥脾药中兼用最良。</small>养心气，润肾燥，助脾滋肝，<small>好古曰：肝经气分药。</small>益智宁神，<small>养心。</small>聪耳明目，<small>甘益血，香通窍。</small>益血止汗。<small>心生血，汗为心液。</small>除风湿，愈惊痫，泽皮肤，辟鬼魅。

炒研去油。油透者勿用。畏菊花。

侧柏叶 <small>补阴，凉血</small>

苦、涩，微寒。《本草》微温。养阴滋肺而燥土，最清血分，为补阴要药。止吐衄崩淋，肠风尿血痢血。一切血症。去冷风湿痹，历节风痛。<small>肢节大痛，昼静夜剧，名白虎历节风。亦风寒湿所致。</small>涂汤火伤。<small>捣烂水调涂。</small>生肌杀虫。炙罨冻疮。汁：乌髭发。

取侧者。<small>丹溪曰：多得月令之气，随月建方取。</small>或炒或生用。桂、牡蛎为使，恶菊花。宜酒。<small>万木皆向阳，柏独西指，受金之正气，坚劲不凋，多寿之木，故元旦饮椒柏酒以辟邪。</small>

肉桂 <small>大燥，补肾命火</small>

辛、甘，大热，气厚纯阳。入肝肾血分。<small>平肝、补肾。</small>补命门相火之不足。<small>两肾中间，先天祖气，乃真火也。人非此火，不能有生，无此真阳之火，则无以蒸糟粕而化精微，脾胃衰败，气尽而亡矣。</small>益阳消阴。治痼冷沉寒，能发汗疏通血脉，倡导百药。<small>辛则善散，热则通行。</small>去营卫风寒，表虚自汗，<small>阳虚。</small>腹中冷痛，咳逆结气。<small>咳逆亦由气不归元，桂能引火，归宿丹田。</small>木得桂而枯，<small>削桂钉木根，其木即死。</small>又能抑肝风而扶脾土。<small>肝木盛则克土，辛散肝风，甘益脾土。</small>从治目赤肿痛，<small>以热攻热，名曰从治。</small>及脾虚恶食，<small>命火不足。</small>湿盛泄泻。<small>土为木克，不能防水。古行水方中，亦多用桂，如五苓散、滋肾丸之类。</small>补劳明目，通经堕胎。<small>辛热能动血故也。</small>

出岭南桂州者良。<small>州因桂名。</small>色紫肉厚，味辛甘者，为肉桂。<small>入肝、肾、命门。</small>去粗皮用。<small>其毒在皮。</small>去里外皮，当中心者，为桂心。<small>入心。</small>枝上嫩皮，为桂枝。<small>入肺、膀胱及手足。</small>得人参、甘草、麦冬良，忌生葱、石脂。<small>《本草》有菌桂、筒桂、牡桂、板桂之殊。今用者亦罕分别，惟以肉厚气香者良。</small>

桂心 <small>燥，补阳、活血</small>

苦入心，辛走血。能引血化汗、化脓，内托痈疽、痘疮。<small>同丁香，治痘疮灰塌。</small>益精明目，消瘀生肌，补劳伤，暖腰膝，续筋骨。治风痹癥瘕，噎膈腹满，腹内冷痛，九种心痛。<small>一虫、二疰、三风、四悸、五食、六饮、七冷、八热、九去来痛，皆邪乘于手少阴之络，邪正相激，故令心痛。</small>

桂枝 轻，解肌，调营卫

辛、甘而温，气薄升浮。入太阴肺、太阳膀胱经。温经通脉，发汗解肌。能利肺气。《经》曰：辛甘发散为阳。治伤风头痛，无汗能发。中风自汗。有汗能止。中，犹伤也，古文通用。自汗属阳虚。桂枝为君，芍药、甘草为佐，加姜、枣名桂枝汤，能和营实表。调和营卫，使邪从汗出，而汗自止。亦治手足痛风、胁风。痛风有风痰、风湿、湿痰、瘀血、气虚、血虚之异。桂枝用作引经。胁风属肝，桂能平肝。东垣曰：桂枝横行手臂，以其为枝也。又曰：气薄则发泄，桂枝上行而解表；气厚则发热，肉桂下行而补肾。王好古曰：或问桂枝止烦出汗，仲景治伤寒发汗，数处皆用桂枝汤。又曰无汗不得用桂枝，汗多者桂枝甘草汤，此又能闭汗也。二义相通否乎？曰：仲景云太阳病发热汗出者，此为营弱卫强。阴虚，阳必凑之，故以桂枝发其汗，此乃调其营气，则卫气自和，风邪无所容，遂自汗而解。非若麻黄能开腠理，发出其汗也。汗多用桂枝者，以之调和营卫，则邪从汗出，而汗自止，非桂枝能闭汗孔也。亦惟有汗者宜之。若伤寒无汗，则当以发汗为主，而不独调其营卫矣！故曰无汗不得服桂枝，有汗不得服麻黄也。《伤寒例》曰：桂枝下咽，阳盛则毙；承气入胃，阴盛则亡。

枸杞子 平补而润

甘，平。《本草》苦，寒。润肺清肝，滋肾益气，生精助阳，补虚劳，强筋骨。肝主筋，肾主骨。去风明目。目为肝窍，瞳子属肾。利大小肠。治嗌干消渴。昂按：古谚有云，出家千里，勿食枸杞。其色赤属火，能补精壮阳。然气味甘寒而性润，仍是补水之药，所以能滋肾益气明目而治消渴也。

南方树高数尺，北方并是大树。以甘州所产、红润少核者良。酒浸捣用。根名地骨皮。见下。叶名天精草，苦、甘而凉。清上焦心肺客热，代茶止消渴。时珍曰：皆三焦气分之药。

地骨皮 泻热凉血，补正气

甘淡而寒。降肺中伏火，泻肝肾虚热，能凉血而补正气。故内治五内邪热，热淫于内，治以甘寒。地骨一斤，生地五斤，酒煮服，治带下。吐血尿血，捣鲜汁服。咳嗽消渴。清肺。外治肌热虚汗，上除头风痛，能除风者，肝、肾同治也。肝有热则自生风，与外感之风不同，热退则风自息。中平胸胁痛，清肝。下利大小肠。疗在表无定之风邪，传尸、有汗之骨蒸。李东垣曰：地为阴，骨为里，皮为表。地骨皮泻肾火，牡丹皮泻包络火，总治热在外、无汗而骨蒸；知母泻肾火，治热在内、有汗而骨蒸。四物汤加二皮，治妇人骨蒸。朱二允曰：能退内潮，人所知也；能退外潮，人实不知。病或风寒，散而未尽，作潮往来，非柴、葛所能治，用地骨皮走表又走里之药，消其浮游之邪，服之未有不愈者。特表明之。时珍曰：枸杞、地骨，甘寒平补，使精气充足，则邪火自退。世人多用苦寒，以芩、连降上焦，知、柏降下焦，致伤元气，惜哉！予尝以青蒿佐地骨退热，累有殊功。

甘草水浸一宿用。肠滑者，忌枸杞子。中寒者，忌地骨皮。揭鲜者同鲜小蓟煎浓汁，浸下疳甚效。

山茱萸　补肝肾，涩精气

辛，温，酸涩。补肾温肝。入二经气分。固精秘气，强阴助阳，安五脏，通九窍。《圣济》云：如何涩剂以通九窍？《经疏》云：精气充则九窍通利。昂按：山茱通九窍，古今疑之。得《经疏》一言，而意旨豁然。始叹前人识见深远，不易测识，多有如此类者。即《经疏》一语而扩充之，实可发医人之慧悟也。暖腰膝，缩小便。治风寒湿痹，温肝故能逐风。鼻塞目黄，肝虚邪客，则目黄。耳鸣耳聋。肾虚则耳鸣耳聋，皆固精通窍之功。王好古曰：滑则气脱，涩剂所以收之。仲景八味丸用之为君，其性味可知矣。昂按：《别录》、甄权皆云能发汗，恐属误文。酸剂敛涩，何以反发？仲景亦安取发汗之药以为君乎？李士材曰：酸属东方，而功多在北方者，乙癸同源也。【肝为乙木，肾为癸水】。

去核用，核能滑精。恶桔梗、防风、防己。

酸枣仁　补而润，敛汗，宁心

甘、酸而润。凡仁皆润。专补肝胆。炒熟酸温而香，亦能醒脾，故归脾汤用之。助阴气，坚筋骨，除烦止渴，敛阴生津。敛汗，《经疏》曰：凡服固表药而汗不止者，用枣仁炒研，同生地、白芍、五味、麦冬、竹叶、龙眼肉，煎服多效。汗为心液故也。宁心。心君易动，皆由胆怯所致。《经》曰：凡十一官皆取决于胆也。疗胆虚不眠，温胆汤中或加用之。肝虚则胆亦虚，肝不藏魂，故不寐。血不归脾，卧亦不安。《金匮》治虚劳虚烦不眠，用酸枣仁汤：枣仁二升，甘草一两炙，知母、茯苓、芎劳各二两。深师加生姜二两，此补肝之剂。《经》曰：卧则血归于肝。苏颂曰：一方加桂一两，二方枣仁并生用，治不得眠。岂得以煮过便为熟乎。酸痹久泻。酸收涩，香舒脾。

生用酸平，疗胆热好眠。时珍曰：今人专以为心家药，殊昧此理。昂按：胆热必有心烦口苦之症，何以反能好眠乎？温胆汤治不眠，用二陈加竹茹、枳实，二味皆凉药，乃以凉肺胃之热，非以温胆经之寒也。其以温胆名汤者，以胆欲不寒不燥，当温为候耳。胆热好眠四字，不能无疑也。

炒，研用。恶防己。

杜仲　补腰膝

甘、温能补，微辛能润。色紫入肝经气分。润肝燥，补肝虚。子能令母实，故兼补肾。肝充则筋健，肾充则骨强，能使筋骨相著。皮中有丝，有筋骨相著之象。治腰膝酸痛，《经》曰：腰者肾之府，转移不能，肾将惫矣；膝者筋之府，屈伸不能，筋将惫矣。一少年新娶，得脚软病，且痛甚，作脚气治，不效。孙琳曰：此肾虚也。用杜仲一两，半酒半水煎服，六日全愈。按：腰痛不已者，属肾虚；痛有定处，属死血；往来走痛，属痰；腰冷身重、遇寒即发，属寒湿；或痛或止，属湿热，而其原多本于肾虚，以腰者肾之府也。阴下湿痒，小便余沥，胎漏怀孕沥血胎坠。惯坠胎者，受孕一两月，用杜仲八两，糯米煎汤浸透，炒断丝，续断二两，酒浸，山药六两，为糊丸，或枣肉为丸，米饮下。二药大补肾气，托住胎元，则胎不坠。

出汉中。厚润者良。去粗皮剉，或酥炙、酒炙、蜜炙，盐酒炒、姜汁炒，断丝用。恶黑参。

女贞子　平补肝肾

甘、苦而平。少阴之精，隆冬不凋。益肝肾，安五脏，强腰膝，明耳目，乌髭发，补风虚，除百病。女贞酒蒸，晒干，二十两，桑椹干十两，旱莲草十两，蜜丸，治虚损百病。如四月即捣桑椹汁，七月即捣旱莲汁和药，不必用蜜。时珍曰：女贞子上品妙药，古方罕用，何哉？

女贞、冬青，《本草》作二种，实一物也。冬至采佳。酒蒸用。近人放蜡虫于此树。

楮实　平补，助阳

甘，寒。助阳气，起阴痿，补虚劳，壮筋骨，明目充肌。时珍曰：《别录》、《大明》皆云楮实大补益，而《修真秘书》又云久服令人骨痿，《济生秘览》治骨哽用楮实煎汤，岂非软骨之征乎？《本草发明》甚言其功，而云今补药中罕用，惜未之察耳。

取子浸去浮者，酒蒸用。皮：善行水。治水肿气满。皮可为纸。楮汁和白及、飞面，调糊接纸，永不解脱。

桑白皮　泻肺，行水。《十剂》作燥，以其行水也

甘辛而寒。泻肺火。罗谦甫曰：是泻肺中火邪，非泻肺气也。火与元气不两立，火去则气得安矣，故《本经》又云益气。东垣曰：甘固元气之不足而补虚，辛泻肺气之有余而止嗽。然性不纯良，不宜多用。钱乙泻白散：桑皮、地骨各一两，甘草五钱，每服二钱，

入粳米百粒煎。时珍曰：桑皮、地骨，皆能泻火从小便出，甘草泻火缓中，粳米清肺养血，乃泻肺诸方之准绳也。一妇鼻久不闻香臭，后因他疾，缪仲醇为处方，每服桑皮至七八钱，服久而鼻塞忽通。利二便，散瘀血，下气行水，止嗽清痰。《发明》曰：肺中有水，则生痰而作嗽，除水气正所以泻火邪，实则泻其子也。火退气宁，则补益在其中矣。《十剂》曰：燥可去湿，桑白皮、赤小豆之类是也。治肺热喘满，唾血热渴，水肿胪胀。肺气虚及风寒作嗽者慎用。为线可缝金疮。

刮去外皮，取白用。如恐其泻气，用蜜炙之。续断，桂心为使。忌铁。

桑乃箕星之精。其木利关节，养津液，行水，《录验方》：枝皮细剉，酿酒服良。祛风。桑枝一升，细剉炒香，水三升，熬至二升，一日服尽，名桑枝煎。治风气脚气口渴。其火拔引毒气，祛风寒湿痹。凡痈疽不起，瘀肉不腐，瘰疬流注、臁顽恶疮不愈，用桑木片扎成小把，燃火，吹息，灸患处。内服补托药良。煎补药，熬诸膏，宜用桑柴，内亦宜桑枝搅。

桑椹：甘，凉。色黑入肾而补水。利五脏关节，安魂镇神，聪耳明目，生津止渴，炼膏，治服金石药热渴。利水消肿，解酒乌髭。日干为末，蜜丸良。取极熟者，滤汁熬膏，入蜜炼稠，点汤和酒并妙。入烧酒经年愈佳。每日汤点服，亦治瘰疬，名文武膏。以椹名文武实也。

桑叶：甘，寒。手足阳明之药大肠、胃。凉血，刀斧伤者，为末干贴之妙。燥湿，去风明目。采经霜者，煎汤洗眼，去风泪。洗手足，去风痹。桑叶、黑芝麻等分，蜜丸，名扶桑丸，除湿去风，乌须明目。以五月五日、六月六日、立冬日，采者佳。一老人年八十四，夜能细书，询之，云得一奇方，每年九月二十三日，桑叶洗目一次，永绝昏暗。末服止盗汗。严州有僧，每就枕，汗出遍身，比旦，衣被皆透，二十年不能疗。监寺教采带露桑叶，焙干为末，空心米饮下二钱，数日而愈。代茶止消渴。

桑寄生 补筋骨，散风湿

苦坚肾，助筋骨而固齿、长发。齿者骨之余，发者血之余。甘益血，主崩漏而下乳、安胎。三症皆由血虚。外科散疮疡，追风湿。

他树多寄生，以桑上采者为真，杂树恐反有害。茎、叶并用。忌火。

栀子 泻心肺三焦之火

苦，寒。轻飘象肺，色赤入心，泻心肺之邪热，使之屈曲下行，从小便出，海藏曰：或用为利小便药，非利小便，乃肺清则化行，而膀胱津液之腑，得此气化而出也。而三焦之郁火以解，**热厥**厥有寒热二症**心痛以平**，丹溪曰：治心痛当分新久。若初起因寒因食，宜当温散。久则郁而成热，若用温剂，不助痛添病乎？古方多用栀子为君，热药为之向导，则邪易伏。此病虽日久，不食不死，若痛止恣食，病必再作也。**吐衄、血淋、血痢之病以息**。最清胃脘之血。炒黑末服，吹鼻治衄。《本草汇》曰：治实火之血，顺气为先，气行则血自归经；治虚火之血，养正为先，气壮则自能摄血。丹溪曰：治血不可单行、单止，亦不可纯用寒药。【气逆为火，顺气即是降火】。**治心烦懊憹不眠**，仲景用栀子豉汤。王好古曰：烦者气也，燥者血也，故用栀子治肺烦，香豉治肾躁。亦用作吐药，以邪在上焦，吐之邪散，《经》所谓其高者因而越之也。按：栀豉汤吐虚烦客热，瓜蒂散吐痰食宿寒。**五黄**、古方多用栀子、茵陈。**五淋，亡血津枯，口渴目赤，紫癜白癞，疱皶疮疡**。皮腠，肺所主故也。

生用泻火，炒黑止血，姜汁炒止烦呕。内热用仁，表热用皮。

猪苓　通，行水

苦泄滞，淡利窍，甘助阳。入膀胱、肾经。升而能降，开腠发汗，利便行水，与茯苓同而不补。**治伤寒温疫大热**，《经疏》曰：大热利小便，亦分消之意。**懊憹消渴，肿胀淋浊，泻痢疟**。疟多由暑，暑必兼湿。《经》曰：夏伤于暑，秋必疟。**然耗津液，多服损肾昏目**。肾水不足则目昏。仲景五苓散：猪苓、茯苓、泽泻、白术、桂，为治水之总剂。昂按：《经》曰：膀胱者，州都之官，津液藏焉，气化则能出矣。用肉桂辛亥引入膀胱，所以化其气也。除桂名四苓散。《资生经》曰：五苓散能生津液，亦通大便。曾世荣治惊风，亦用五苓散，曰茯苓安心神，泽泻导小便，小肠利而心气平；木得桂而枯，能抑肝而风自止。可谓善用五苓者矣。

多生枫树下，块如猪屎故名。马屎曰通，猪屎曰苓。苓即屎也，古字通用。肉白而实者良。去皮用。

黄柏　泻相火，补肾水

苦，寒，微辛，沉阴下降。泻膀胱相火。足太阳引经药。补肾水不足。坚肾润燥。《发明》曰：非真能补也。肾苦燥，急食辛以润之；肾欲坚，急食苦以坚之也。相火退而肾固，则无狂荡之患矣。按：肾本属水，虚则热矣；心本属火，虚则寒矣。**除湿清热**，疗下焦虚，**骨蒸劳热**，阴虚生内热。**诸痿瘫痪**，热胜则伤血。血不荣筋，则爽【爽，音软】短而为拘；湿胜则伤筋，筋不束骨，则弛长而为痿。合苍术名二妙散，清热利湿，为治痿要药。或兼气虚、血虚、脾虚、肾虚、湿痰、死血之不一，当随症加治。**目赤耳鸣**，<small>肾火。</small>**消渴便闭，黄疸水肿**，<small>王善夫病便闭，腹坚如石，腿裂出水，饮食不下。治满、利小便药，遍服不效。东垣曰：此奉养太过，膏粱积热，损伤肾水，致膀胱干涸，小便不化，火又逆上，而为呕哕。《难经》所谓关则不得小便，格则吐逆者。《内经》所谓无阴则阳无以化也。遂处以北方大苦寒之剂，黄柏、知母各一两，酒洗焙研，桂一钱为引，名滋肾丸，每服二百丸。少焉，前阴如刀刺火烧，溺出床下成流，肿胀遂消。</small>**水泻热痢，痔血肠风，漏下赤白**，<small>皆湿热为病。</small>**诸疮痛痒，头疮**，<small>研末傅之。</small>**口疮**。<small>蜜炒，研，含。凡口疮用凉药不效者，乃中气不足，虚火上炎。宜用反治之法。参、术、甘草补上之虚，干姜散火之标，甚者加附子，或噙官桂，引火归元。</small>**杀虫安蛔**。**久服伤胃，尺脉弱者禁用**。<small>若虚火上炎，服此苦寒之剂，有寒中之变。时珍曰：知母佐黄柏，滋阴降火，有金水相生之义。古云黄柏无知母，犹水母之无虾也。【水母以虾为目】。盖黄柏能制命门、膀胱阴中之火，知母能清肺金，滋肾水之化源。丹溪曰：君火者，人火也，心火也，可以水灭，可以直折，黄连之属，可以制之。相火者，天火也，龙雷之火也，阴火也，不可以水湿制之，当从其性而伏之，惟黄柏之属，可以降之。按：火有虚火、实火、燥火、湿火、郁火、相火之异。虚火宜补，实火宜泻，燥火宜滋润，郁火宜升发。湿火由湿郁为热，多病胕肿，《经》所谓"诸腹胀大，皆属于热；诸病胕肿，皆属于火"是也。宜利湿清热而兼补脾。相火寄于肝肾，乃龙雷之火，非苦寒所能胜，宜滋阴养血，壮水之主，以制阳光。又按：诸病之中，火症为多。有本经自病者，如忿怒生肝火，焦思生心火之类是也；有子母相克者，如心火克肺金，肺火克肝木，肝火克脾土之类是也。有脏腑相移者，如肺火咳嗽，久则移热于大肠而泄泻；心火烦焦，久则移热于小肠，而为淋闷之类是也。又有别经相移者，有数经合病者，当从其重者而治之。</small>

川产、肉厚、色深者良。生用降实火，蜜炙则不伤胃。炒黑能止崩带。酒制治上，蜜制治中，盐制治下。<small>炙末乳调，能涂冻疮。</small>

枳实、枳壳 <small>泻，破气行痰。</small>

苦、酸，微寒。其功皆能破气。<small>气行则痰行喘止，痞胀消，</small>脾无积血；心下不痞；浊气在上，则生䐜胀。<small>东垣曰：枳实治下而主血，枳壳治上而主气。</small>**痛刺息，后重除**。**治胸痹结胸，食积五膈，痰癖癥结，呕逆咳嗽，水肿胁胀**<small>肝郁。</small>**泻痢淋闭，痔肿肠风。除风去痹**，<small>辛散风。</small>**开胃健脾**。**所主略同，但枳实利胸膈，枳壳宽肠胃；枳实力猛**，<small>大小承气汤皆用之。丹溪曰：枳实泻痰，能冲墙倒壁。</small>**枳壳力缓为少异**。**孕妇及气虚人忌用**。<small>按：《本草》壳、实皆云明目，思之不得其解。然目疾方中多用之，岂以其破浊气即能升清气乎？《本经》又言枳实益气，想亦同此理也。故厚朴条中，亦有益气明目之文。王好古曰：枳实佐以参、术、</small>

干姜则益气，佐以硝、黄、牵牛则破气，此《本经》所以言益气而复言消痞也。张元素曰：枳壳泄肺、走大肠，多用损胸中至高之气。昔湖阳公主难产，方士进瘦胎散，用枳壳四两，甘草二两，五月后日服一钱。洁古改以枳、术，名束胎丸。寇宗奭明其不然。盖孕妇全赖血气以养胎，血气充实，胎乃易生。彼公主奉养太过，气实有余，故可服之，若概施则误矣。时珍曰：八九月胎，气盛壅滞，用枳壳、苏梗以顺气。胎前无滞，则产后无虚也。气弱者，大非所宜矣。

皮厚而小为枳实，壳薄虚大为枳壳。陈者良。麸炒用。时珍曰：壳、实上世未分，魏晋始分用。洁古、东垣，始分壳治上，实治下。海藏始分壳主气，实主血。然仲景治上焦胸痹，痞满用枳实，诸方治下血、痢、痔、肠秘后重用枳壳，则实不独治下，而壳不独治高也。盖自飞门至魄门，皆肺主之。三焦相通，一气而已。【飞门，口也。魄门，即肛门】。

厚朴 泻，下气，散满

苦降能泻实满，辛温能散湿满。王好古曰：《别录》言厚朴温中益气，消痰下气。果泄气乎？益气乎？盖与枳实、大黄同用，则泻实满，所谓消痰下气是也；与橘皮、苍术同用，则除湿满，所谓温中益气是也。与解利药同用，则治伤寒头痛；与泻利药同用，则厚肠胃。大抵味苦性温，用苦则泻，用温则补也。【同大黄、枳实，即承气汤。同橘皮、苍术，即平胃散】。按：胀满症多不同，清、补贵得其宜。气虚宜补气，血虚宜补血，食积宜消导，瘀滞宜行瘀，挟热宜清热，湿盛宜利湿，寒郁者散寒，怒郁者行气，蓄血者消瘀，不宜专用行散药。亦有服参、耆而胀反甚者，以挟食、挟血、挟热、挟寒，不可概作脾虚气弱治也。**入足太阴、阳明**脾、胃，**平胃调中，**佐苍术为平胃散，平湿土之太过，以致于中和。**消痰化食，厚肠胃，行结水，破宿血，杀脏虫。治反胃呕逆，喘咳泻痢，冷痛霍乱。误服脱人元气，孕妇忌之。**

榛①树皮也。肉厚、紫润者良。去粗皮，姜汁炙，或醋炒用。干姜为使，恶泽泻、硝石。忌豆，犯之动气。

槟榔 泻气，行水，破胀，攻坚

苦温破滞，辛温散邪。泻胸中至高之气，使之下行。性如铁石，能坠诸药至于下极。攻坚去胀，消食行痰，下水除风，杀虫醒酒。治痰癖癥结，瘴疠疟痢，水肿脚气。脚气冲心，尤须用之，童便、姜汁温酒调服。**大小便气秘，里急后重。**同木香用。木香能利气。**过服则损真气。**岭南多瘴，以槟榔

---

① 榛：此《别录》所载古树之名。与桦木科榛非一物。

代茶，其功有四：醒能使醉，醉能使醒，饥能使饱，饱能使饥。然泄藏气，无瘴之地忌用。

鸡心尖长，破之作锦纹者良。程星海曰：阴毛生虱，世鲜良方。以槟榔煎水洗即除。又方，以心红擦之亦好。亦用行散药。

大腹皮　泻，下气；通，行水

辛泄肺，温和脾。下气行水，通大小肠。治水肿脚气，痞胀痰膈，瘴疟霍乱。气虚者忌用。

子：似槟榔，腹大形扁。故与槟榔同功。取皮，酒洗，黑豆汤再洗，煨用。鸩鸟多栖其树，故宜洗净。

槐实　即槐角。泻风热，凉大肠

苦，寒，纯阴。入肝经气分。疏风热，润肝燥，凉大肠。治烦闷风眩，痔血肠风，粪前有血名外痔，粪后有血名内痔，谷道胬肉名举痔，头上有孔名痔瘘【瘘，音漏】，疮内有虫名虫痔。大法用槐角、地榆、生地以凉血，芩、连、栀、柏以清热，防风、秦艽以祛风湿，芎、归、人参以和血生血，枳壳宽肠，升麻升提。治肠风略同，不宜专用寒凉，须兼补剂收功。阴疮湿痒。明目止泪，清肝，泪为肝热。固齿乌髭。十月上巳采，渍牛胆中，阴干百日。食后吞一枚，明目补脑，发白还黑，肠风痔血，尤宜服之。杀虫、根、皮皆能洗痔。堕胎。

去单子及五子者，铜槌槌碎，牛乳拌蒸。槐乃虚星之精。

槐花：苦，凉。入肝、大肠血分而凉血。血凉则阴自足。治风热目赤，赤白泄痢，五痔肠风，吐崩诸血。舌上无故出血如线者，名血蛊，炒研掺之。陈者良。

苦楝子　一名金铃子。泻湿热，治疝，杀虫

苦，寒，有小毒。能入肝舒筋，能导小肠、膀胱之热，因引心包相火下行，通利小便。为疝气要药。亦治伤寒热狂、热厥，腹痛心痛。杀三虫，疗疡疥。《夷坚志》：消渴症有虫耗其津液者，取根皮浓煎，加少麝服，下其虫而渴自止。脾胃虚寒忌之。

川产良。酒蒸。寒因热用。去皮取肉、去核用。用核则槌碎，浆水煮一伏时，去肉用。茴香为使。

蔓荆子　轻，宣，散上部风热

辛、苦，微寒。轻浮升散。入足太阳、阳明、厥阴经膀胱、胃、肝。搜风凉血，通利九窍。治湿痹拘挛，头痛脑鸣，太阳脉络于脑。目赤齿痛，齿虽属肾，为骨之余。而上龈属足阳明，下龈属手阳明。阳明风热上攻，则动摇肿痛。头面风虚之症。明目固齿，长发泽肌。

去膜，打碎用。亦有酒蒸炒用者。恶石膏、乌头。

石南叶　宣，去风，补肾

辛散风、苦坚肾。补内伤阴衰，利筋骨皮毛，为治肾虚脚弱、风痹之要药。妇人不可久服，令思男。时珍曰：今人绝不知用，盖为《药性论》有令人阴痿之说也。不知此药能令肾强，人或藉此纵欲，以致痿弱。归咎于药，良可慨也。昂按：石南补阴祛风则有之，然味辛不热，不助相火，亦未闻邪淫方中用石南者。《别录》思男之说，殆不可信。

关中者佳。炙用。

辛夷　即木笔花。宣，散上焦风热

辛、温轻浮。入肺胃气分。能助胃中清阳上行，通于头脑。温中解肌，通九窍，利关节。主治鼻渊鼻塞，肺主鼻。胆移热于脑，则鼻多浊涕而渊，风寒客于脑则鼻塞。《经》曰：脑渗为涕。王冰曰：胆液不澄，则为浊涕。如泉不已，故曰鼻渊。及头痛面皯，音旱，黑斑。可作面脂。目眩齿痛，九窍风热之病。然性走窜，气虚火盛者忌服。时珍曰：肺开窍于鼻，阳明胃脉环鼻上行。脑为元神之府，鼻为命门之窍。人之中气不足，清阳不升，则头为之倾，九窍为之不利。吾乡金正希先生尝语余曰：人之记性，皆在脑中。小儿善忘者，脑未满也；老人健忘者，脑渐空也。凡人外见一物，必有一形影留于脑中。昂按：今人每记忆往事，必闭目上瞪而思索之，此即凝神于脑之意也。不经先生道破，人皆习焉而不察矣。李时珍云：脑为元神之府，其于此义，殆有暗符欤？

去外皮毛。毛射肺，令人咳。微炒用。芎藭为使。恶石脂，畏黄耆、菖蒲、石膏。

郁李仁　润燥，泻气，破血

辛苦而甘。入脾经气分。性降，下气行水，破血润燥。治水肿癃急，大肠气滞，关格不通。用酒能入胆，治悸、目张不眠。一妇因大恐而病，愈后目张不瞑。钱乙曰：目系内连肝胆，恐则气结，胆横不下。郁李润能散结，随酒入胆，结去胆下，而目瞑矣。**然治标之剂，多服渗人津液。**

去皮、尖，蜜浸研。

金樱子 涩精，固肠

酸涩。入脾、肺、肾三经。固精秘气。治梦泄遗精，和芡实为丸，名水陆丹。泄痢便数。丹溪曰：经络隧道，以通畅为平和，而昧者取涩性为快，熬煎食之，自作不靖，咎将谁执？时珍曰：无故而食以恣欲则不可，若精气不固者，服之何害。

似榴而小，黄赤有刺。取半黄，熟则纯甘。去刺核用。熬膏亦良。《笔谈》云：熬膏则甘，全失涩味。

诃子 涩肠，敛肺，泻气

苦以泄气消痰，酸以敛肺降火，东垣曰：肺苦气上逆，急食苦以泄之，以酸补之。诃子苦重泄气，酸轻不能补肺，故敛药中不用。**涩以收脱止泻，温以开胃调中。**治冷气腹胀，膈气呕逆，痰嗽喘急，肺挟痰水，或被火伤，故宜苦酸敛之。泻痢脱肛，肠风崩带，皆取其酸涩。开音止渴。肺敛则音开，火降则渴止。古方有诃子清音汤。然苦多酸少，虽涩肠而泄气，气虚及嗽痢初起者，忌服。同乌梅、倍子则收敛，同陈皮、厚朴则下气。得人参，治肺虚寒嗽；得陈皮、砂仁，治冷气腹胀。佐白术、莲子，治虚寒久泻；佐椿皮，治肠澼便血。同蛇床、五味、山茱、续断、杜仲，治虚寒带下。

从番舶来，番名诃黎勒。岭南亦有。六棱黑色，肉厚者良。酒蒸一伏时，去核取肉用，用肉则去核。生用清金行气，煨熟温胃固肠。海鱼放涎凝滑，船不能行，投诃子汤，寻化为水，其化痰可知。

乌药 宣，顺气

辛温香窜，上入脾肺，下通肾经，能疏胸腹邪逆之气。一切病之属气者皆可治。气顺则风散，故用以治中气、中风，厥逆、痰壅、口噤、脉伏，身温为中风，身冷为中气。又有痰为中风，无痰为中气。《局方》治此，亦用乌药顺气散。许学士云：暴怒伤阴，暴喜伤阳，忧愁不已，气多厥逆，往往得中气之症，不可作中风治。及膀胱冷气，小便频数，反胃吐食，宿食不消，泻痢霍乱。女人血凝气滞，小儿蛔蛔，外如疮疖疥疠，皆成于血逆，理气亦可治之。疗猫、犬百病。气虚、气热者禁用。时珍曰：四磨汤治七情郁结上气喘急者，降中兼收，泻中兼补也。方用人参、乌药、沉香、槟榔，各浓磨汁七分合煎。缩泉丸，用同益智，等分为丸，治虚寒便数者，取其通阳明、少阴也。

根有车毂纹、形如连珠者良。酒浸一宿用。亦有煅研用者。

五加皮　宣，去风湿，补，壮筋骨

辛顺气而化痰，苦坚骨而益精，温祛风而胜湿。逐肌肤之瘀血，疗筋骨之拘挛。肾得其养，则妄水去而骨壮；肝得其养，则邪风去而筋强。治五缓虚羸，五脏筋脉缓纵。《千金方·补肾》云：五月五日采茎，七月七日采叶，九月九日采根，合为末，治五劳。阴痿囊湿，女子阴痒，湿生虫。小儿脚弱。明目愈疮。酿酒尤良。王纶曰：风病饮酒，能生痰火，惟五加浸酒益人。

茎青，节白，花赤，皮黄，根黑，上应五车之精。芬香五叶者佳。远志为使。恶玄参。

椿樗白皮　涩肠，燥湿

苦燥湿，寒胜热，涩收敛。入血分而涩血，去肺胃之陈痰。治湿热为病，泄泻久痢，崩带肠风，梦遗便数，有断下之功。痢疾滞气未尽者勿遽用。勉强固涩，必变他症。去疳䘌、樗皮尤良。时珍曰：椿皮入血气而性涩；樗皮入气分而胜利。凡血分受病不足者宜椿皮；气分受病有郁者宜樗皮。《乾坤生意》治疮肿下药，用樗皮水研，服汁取利，是其验矣。【昂按：樗皮止泻痢，终是涩剂】寇氏曰：一妇年四十余，耽饮无度，多食鱼蟹，积毒在脏，日夜二三十泻，便与脓血杂下，大肠连肛门甚痛。用止血痢药不效，用肠风药益甚，盖肠风有血无脓也。服热药，腹愈痛，血愈下；服冷药，注泻食减；服温平药，则若不知，年余待毙。或教服人参散，樗皮、人参各一两为末，空心温酒或米饮下二钱，遂愈。【昂按：此方仍是作痢疾治】

香者为椿，肌实而赤嫩，其苗可茹；臭者为樗，肌虚而白，主治略同。根东引者良。去粗皮，或醋炙、蜜炙用。忌肉面。

榆白皮　滑，利窍

甘滑下降。入大小肠、膀胱经。行经脉，利诸窍，通二便，渗湿热，滑胎产。或胎死腹中，服汁可下。下有形留着之物。治五淋肿满，《备急方》：捣屑作粥食，小便利差。喘嗽不眠。嵇康《养生论》：榆令人瞑。疗疥癣秃疮，消赤肿妒乳。乳痈汁不出，内结成肿，名妒乳。和陈醋滓调，日六七易效。《十剂》曰：

滑可去着，冬葵子、榆白皮之属是也。

有赤白二种，去粗皮，取白用。采皮为面，荒年当粮可食。香剂以之调和，粘滑胜于胶漆。

秦皮 涩而补，明目

苦，寒。色青，性涩。补肝胆而益肾。以能平木，能除肝热。故治目疾、洗目赤，退翳膜、惊痫。以其收涩而寒，故治崩带下痢。仲景白头翁汤用之。以其涩而补下焦，故能益精有子。时珍曰：天道贵啬，惟收涩故能补。今人只知治目一节，几于废弃，良为可愧。

出西土。皮有白点、渍水碧色、书纸不脱者真。大戟为使，恶吴茱萸。

海桐皮 宣，祛风湿

苦温。《经疏》云：应兼辛。入血分。祛风，去湿，杀虫，能行经络达病所。治风蹶顽痹，腰膝疼痛，《传信方》：海桐、薏苡各二两，牛膝、芎䓖、羌活、地骨皮、五加皮各一两，甘草五钱，生地十两，酒二斗浸。此方不得增减，早、中、晚饮，常令醺醺。疳䘌疥癣，目赤、煎洗。牙虫。煎服，或含漱。

出广南。皮白坚韧，作索不烂。

蕤仁 亦名白桵，音同蕤。补，明目

甘，温。《别录》微寒。入心、肝、脾三经。消风散热，益水生光。三经皆血藏也。血得其养，则目疾平。凡目病在表，当疏风清热。在里属肾虚、血少、神劳，宜补肾养血安神。远视为肾水亏，近视为火不足。治目赤肿痛，眦烂泪出。亦治心腹邪热，结气痰痞。今人惟用疗眼。陈藏器曰：生治足睡，熟治不眠。

丛生有刺，实如五味，圆扁有纹，紫赤可食。取仁浸去皮尖，研用。

密蒙花 润肝，明目

甘而微寒。入肝经气血分。润肝燥。治目中赤脉，青盲肤翳，赤肿眵音鸥。眼脂泪，小儿疳气攻眼。

产蜀中。叶冬不凋。其花繁密蒙茸，故名。拣净，酒浸一宿，候干，蜜拌蒸，晒三次。

芙蓉花 　泻，凉血，解毒

辛，平。性滑涎粘。清肺凉血，散热止痛，消肿排脓。治一切痈疽肿毒有殊功。用芙蓉花、或叶、或皮、或根，生捣或干研末，蜜调涂四围，中间留头，干则频换。初起者即觉清凉，痛止肿消。已成者即脓出，已溃者则易敛。疡科秘其名为清凉膏、清露散、铁箍散，皆此物也。或加赤小豆末，或苍耳烧存性为末，加入亦妙。

山茶花 　泻，凉血

甘微辛寒。色赤，入血分。治吐衄肠风。麻油调末，涂汤火伤。
用红者为末，入童便、姜汁、酒调服，可代郁金。

木槿 　泻热

苦凉。活血润燥。治肠风泻血，痢后热渴。作饮服，令人得睡。
川产者治癣疮。癣疮有虫，用川槿皮、肥皂水浸，时时搽之，或浸汁磨雄黄尤妙。
用根、皮。

杉木 　宣，散肿胀

辛温。去恶气，散风毒。治脚气肿痛，心腹胀满，洗毒疮。柳子厚纂《救死方》云：得脚气，夜半痞绝，胁块如石，昏困且死。郑洵美传杉木汤，食顷大下，块散气通。用杉木节一升，橘叶一升，无叶以皮代，大腹槟榔七枚，连子槌碎，童便三升煮，分二服。若一服得快利，即停后服。

有赤白二种，赤油斑如野鸡者，作棺尤贵。性直，烧炭最发火药。

乌臼木 　泻热毒

苦，凉。性沉而降。利水通肠，功胜大戟。疗疔肿，解砒毒。极能泻下。凡患肿毒、中砒毒者，不拘根、皮、枝、叶，捣汁多饮，得大利即愈。虚人忌用。
子：可作烛。

水杨柳 　宣，行气血

苦平。痘疮顶陷，浆滞不起者，用枝煎汤浴之。此因气凝血滞，或风寒外束而然，得此暖气透达，浆随暖而行，再用助气血药更效。

枝：煎汁，治黄疸。

皂角 <small>宣，通窍，搜风</small>

辛咸性燥，气浮而散。入肺、大肠经。金胜木，燥胜风，故兼入肝。搜风泄热，吹之导之，则通上下关窍而涌吐痰涎，搐鼻立作喷嚏。治中风口噤，胸痹喉痹。<small>凡中风不省人事，口噤不能进药。急提头发，用手掐人中，用皂角末或半夏末吹入鼻中，有嚏者生，无嚏者肺气已绝，死。或用稀涎散吹之，皂角末一两、白矾五钱，每用一钱，温水调灌。或加藜芦、少许，鹅翎探喉，令微吐痰涎，再用药治。年老、气虚人忌用。</small>服之则除湿去垢，<small>最去油腻，刮人肠胃。</small>消痰破坚，<small>取中段，汤泡服，治老人风秘。</small>杀虫下胎。治风湿风癞，痰喘肿满，坚癥囊结。<small>厥阴肝脉络阴器。寒客肝经，则为囊结。</small>涂之则散肿消毒，煎膏贴一切痹痛。合苍术焚之，辟瘟疫湿气。

一种小如猪牙，一种长而枯燥，一种肥厚多脂。多脂者良。去粗皮、子弦，或蜜炙、酥炙，绞汁烧灰用。柏实为使，恶麦冬，畏人参、苦参。<small>性能消铁，不结荚者，凿树一孔，入铁封之，则结荚矣。锤碾见之，久则成孔，故此木不能烧爨。</small>

皂角刺：辛，温。搜风杀虫，功同皂荚。但其锋锐，能直达患处，溃散痈疽。治痈毒妒乳，风疠恶疮，【疠，同癞】。<small>疠乃营气热胕，风寒客于脉而不去。《经》曰：脉风成为疠。脉与营皆血也。</small>蒸晒为末，大黄汤调下。胎衣不下。<small>痈疽已溃者禁用，孕妇忌之。</small>

皂角子：通大便燥结。煅存性用。<small>汪机曰：其性得湿则滑。李时珍曰：亦辛以润之之义，非得湿则滑也。</small>

肥皂荚 <small>泻热毒</small>

辛温。除风湿，去垢腻。<small>故澡身，盥面用之。</small>疗无名肿毒有奇功。<small>不拘奇疡恶毒，用生肥皂去子、弦及筋，捣烂，醺醋和敷，立愈。不愈再敷，奇验。此方方书未载，若贫人僻地，仓卒无药者，用之甚便，故特著之。《集成》云：生肥皂火煅存性，生油、腻粉，调敷诸恶疮。</small>

棕榈 <small>涩，止血</small>

苦能泄热，涩可收脱，烧黑能止血。<small>红见黑则止，不可烧过。棕榈、侧柏、卷柏烧存性，饭丸，止远年下血。亦可煎服。</small>治吐衄下痢，崩带肠风。失血过多者，初起未可遽用。

年久败棕尤良。<small>与发灰同用更良。</small>

茶 泻热，清神，消食

苦、甘，微寒。下气消食，去痰热，除烦渴，清头目，得春初生发之气，故多肃清上膈之功。《汤液》云：茶苦寒下行，如何是清头目？《蒙筌》曰：热下降，则上自清矣。醒昏睡，清神。解酒食、油腻、烧炙之毒，利大小便。多饮消脂，最能去油。寒胃。故浓茶能引吐。《千金》疗卒头痛如破，非中冷、中风，由痰、厥气上冲所致，名厥头痛。单煮茶浓饮取吐，直吐出胆汁乃已，渴而即醒。酒后饮茶，引入膀胱、肾经，患瘕疝水肿，空心亦忌之。与姜等分浓煎，名姜茶饮。治赤白痢。茶助阴，姜助阳，使寒热平调。并能消暑、解酒食毒。

陈细者良，粗者损人。

吴茱萸 燥，去风寒湿；宣，下气开郁

辛、苦，大热，有小毒。入足太阴血分脾。少阴、厥阴气分。肾、肝。其气燥，故专入肝而旁及脾、肾。润肝燥脾，温中下气，除湿解郁，去痰杀虫，开腠理，逐风寒。治厥阴头痛，仲景用吴茱萸汤。阴毒腹痛，痛在少腹。呕逆吞酸，俗名醋心。亦有吐酸者，宜降火清痰，用吴茱作向导。蔡中丞苦痰饮，率十日一发，头痛背寒，呕酸不食。得一方，茯苓、吴萸汤泡七次，等分，蜜丸，名吴仙丹。前后痰方无及此者。痞满噎膈，胃冷。食积泻痢，血痹阴疝，痔疾肠风，脚气水肿，口舌生疮，为末，醋调贴足心，移夜便愈，能引热下行。冲脉为病，气逆里急。宜此主之。性虽热，而能引热下行，段成式言：椒性善下，吴萸性上，似不尽然。寇宗奭曰：此物下气甚速。东垣曰：浊阴不降，厥气上逆，膈塞胀满，非吴萸不可治也。昂按：吴萸辛热，故性上。气味俱厚，故善降。利大肠壅气，故治肠风痔痢。下产后余血。故产后必用之。然走气动火，昏目发疮，血虚有火者禁用。

陈者良。泡去苦烈汁用。须泡数次。止呕，黄连水炒。治疝，盐水炒。治血，醋炒。恶丹参、硝石。

川椒 宣，散寒湿；燥，补火

辛，热，纯阳。入肺，发汗散寒，治风寒咳嗽；入脾，暖胃燥湿，消食除胀，治心腹冷痛，吐泻澼痢，痰饮水肿。《千金方》：有人冷气入阴囊肿满，生椒择净，帛裹着丸囊，厚半寸，须臾热气大通，日再易，取消差。梅师用桂末涂亦良。入右肾命门补火，治肾气上逆，能下行导火归元。每日吞二十粒，大能温补下焦。阳衰溲数，阴汗泄精。下焦虚寒。坚齿明目，破血通经，除症安蛔。

虫见椒则伏。仲景蛔厥乌梅丸用之。凡虫嚼腹痛者，面白唇红，时发时止。**杀鬼疰、虫鱼毒**。最杀劳虫。危氏神授丸：川椒炒出汗，为末，米饮下三钱。有人病传尸劳，遇异人传此方，服至二斤，吐出虫如蛇而安。**肺、胃素热者忌服**。丹溪曰：食椒既久，则火自水中生，多被其毒也。秦产名秦椒，俗名花椒，实稍大；蜀产肉厚皮皱为川椒。闭口者杀人。微炒去汗，捣，去里面黄壳，取红用。名椒红。**得盐良**。入肾。**使杏仁，畏款冬、防风、附子、雄黄、麻仁、凉水**。椒乃玉衡星之精，辟疫伏邪，故岁旦饮椒柏酒。

子名椒目，苦、辛。专行水道，不行谷道。能治水臌，除胀定喘，及肾虚耳鸣。

胡椒 燥

辛，热，纯阳。暖胃快膈，下气消痰。治寒痰食积，肠滑冷痢，阴毒腹痛，胃寒吐水，牙齿浮热作痛。合荜茇散之。杀一切鱼肉鳖蕈音寻，上声毒。食料宜之，嗜之者众。多食损肺，走气动火，发疮痔脏毒，齿痛目昏。

毕澄茄一类二种，主治略同。

苏木 泻，行血，解表

甘、咸、辛，凉。入三阴血分。行血去瘀，发散表里风气。宜与防风同用。治产后血晕，《肘后方》煮汁服。海藏方加乳香，酒服。胀满欲死，血痛血瘕，经闭气壅，痛肿扑伤，排脓止痛。多破血，少和血。

出苏方国，交、爱亦有。忌铁。

沉香 重，宣，调气，补阳

辛、苦，性温。诸木皆浮，而沉香独沉，故能下气而坠痰涎。怒则气上，能平肝下气。能降亦能升，气香入脾，故能理诸气而调中。东垣曰：上至天，下至泉。用为使，最相宜。色黑、体阳，故入右肾命门，暖精助阳。行气不伤气，温中不助火。治心腹疼痛，噤口毒痢，癥癖邪恶，冷风麻痹，气痢气淋。

色黑沉水者良。香甜者性平，辛辣者热。入汤剂，磨汁用；入丸散，纸裹置怀中，待燥碾之。忌火。鹧鸪斑者名黄沉，如牛角黑者名角沉，咀之

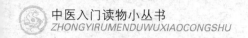

软、削之卷者名黄腊沉，难得。浮者名栈香，半沉者名煎香。鸡骨香虽沉而心空，并不堪用。

檀香 宣，理气

辛温。调脾肺，利胸膈，去邪恶，能引胃气上升，进饮食，为理气要药。《内典》云：旃檀涂身，能除热恼。昂按：《内典》欲念，亦称热恼。盖诸香多助淫火，惟檀香不然，故释氏焚之。道书又以檀为浴香，不可以供上真。

紫檀 重，和血

咸，寒。血分之药。和荣气，消肿毒，傅金疮，止血定痛。

降真香 焚之能降诸真，故名。宣，辟恶、止血、生肌

辛温。辟恶气怪异，疗伤折金疮，止血定痛，消肿生肌。周崇逐寇被伤，血出不止，敷花乳石散不效。军士李高，用紫金藤散敷之，血止痛定，明日结痂无瘢。曾救万人。紫金藤，即降真香之最佳者也。

丁香 燥，暖胃，补肾

辛，温，纯阳。泄肺温胃，大能疗肾，壮阳事，暖阴户。治胃冷壅胀，呕哕呃忒，【按：方书无呃字，或作欬逆，或作哕气。丹溪曰：人之阴气，依胃为养。土伤则木挟相火，直冲清道而上作咳逆。古人以为胃寒，用丁香、柿蒂，不能清痰利气，惟助火而已。按：呃逆有痰阻、气滞、食塞，不得升降者；有火郁下焦者；有伤寒汗吐下后，中气大虚者；有阳明内热失下者；有痢疾大下，胃虚而阴火上冲者。时珍曰：当视虚实阴阳，或泄热，或降气，或温或补，或吐或下可也。古方单用柿蒂，取其苦温降气。《济生》加丁香、生姜，取其开郁散痰。盖从治之法，亦尝有收效者矣。朱氏但执以寒治热，矫枉之过矣。痃癖奔豚，腹痛口臭，丹溪曰：脾有郁火，溢入肺中，浊气上行，发为口气。治以丁香，是扬汤止沸耳。惟香薷甚捷。脑疳齿蟨，痘疮胃虚、灰白不发。热症忌用。

有雌雄二种。雌即鸡舌香，力大。若用雄，去丁盖乳子。畏郁金、火。

乳香 一名熏陆香。宣，活血，伸筋

香窜入心，苦温补肾，辛温通十二经。能去风伸筋，筋不伸者，敷药加用。活血调气，托里护心，香彻疮孔，能使毒气外出，不致内攻。生肌止痛。

治心腹诸痛，口噤耳聋，痈疽疮肿，产难折伤。皆取其活血止痛。亦治癫狂。以能去风散瘀。《灵苑》辰砂散：辰砂一两，乳香、枣仁各五钱，酒下，恣饮沉醉，听睡一二日勿动，惊醒则不可治。《本事》加人参一两，名宁志膏。

出诸番。如乳头明透者良。市人多以枫香伪之。性粘难研，水飞过，用钵坐热水中研之，或用灯心同研则易细。

没药 宣，散瘀，定痛

苦平，《经疏》云：应兼辛。入十二经。散结气，通滞血，消肿定痛生肌，寇宗奭曰：血滞则气壅，气壅则经络满急，故肿且痛。补心胆虚，肝血不足。推陈致新，能生好血。治金疮杖疮，血肉受伤，故瘀而发热作痛。恶疮痔漏，翳晕目赤，肝经血热。产后血气痛，破癥堕胎。乳香活血，没药散血，皆能消肿止痛生肌，故每兼用。疮疽已溃者忌用，脓多者勿敷。

出诸南番。色赤、类于琥珀者良。治同乳香。

枫脂香 即白胶香。宣，调气血

苦，平。活血解毒，止痛生肌。治血衄咯血，齿痛风疹，痈疽金疮。外科要药。

色白微黄，能乱乳香，功颇相近。

冰片 一名龙脑香。宣，通窍，散火

辛，温，香窜，善走能散。先入肺，传于心脾而透骨，通诸窍，散郁火。治惊痫痰迷，东垣曰：风病在骨髓者宜之。若在血脉肌肉，反能引风入骨，如油入面。目赤肤翳，乳调，日点数次。王节斋曰：冰片大辛热，用之点眼，取其拔出火邪。盖火郁发之，从治法也。世人误以为寒，而常用之，遂致积热害目，故云眼不点不瞎者，此也。耳聋鼻瘜，鼻中瘜肉，点之自入，皆通窍之功。喉痹舌出，散火。骨痛齿痛，治骨。痘陷，猪心血作引，酒或紫草汤服，引入心经能发之。产难，三虫五痔。王纶曰：世人误以为寒，不知辛散性甚，似乎凉耳。诸昏皆属阳，岂有香之至者而反寒乎？昂幼时曾问家叔建侯公云：姜性何如？叔曰：体热而用凉。盖味辛者多热，然辛热必藉辛以散之，风热散则凉爽矣。此即本草所云冰片性寒之义，向未有发明之者，附记于此。

出南番，云是老杉脂。以白如冰、作梅花片者良。以杉木炭养之则不耗。今人多以樟脑升打乱之。

樟脑 <small>宣，通窍，除湿</small>

辛热香窜，能于水中发火。<small>置水中，焰益炽。</small>通关利滞，除湿杀虫。置鞋中去脚气。《集要》云：和乌头为末，醋丸弹子大，置足心，微火烘之，汗出为效。熏衣箧，辟蛀虫。

以樟木切片，浸水煎成。升打得法，能乱冰片。

苏合香 <small>宣，通窍，辟恶</small>

甘温走窜。通窍开郁，辟一切不正之气，杀精鬼。

出诸番。合众香之汁煎成。以箸挑起，悬丝不断者真。

血竭 <small>补，和血，敛疮</small>

甘咸。色赤入血分。补心包、肝血不足，专除血痛，散瘀生新，为和血之圣药。治内伤血聚，金疮折跌，疮口不合，止痛生肌。性急，不可多使。引脓。<small>血竭单入血分、乳香、没药兼入气分，皆木脂也。</small>

出南番。色赤，以染透指甲者为真。<small>假者是海母血，味大咸，有腥气。</small>单碾用。<small>同众药捣，则作尘飞。</small>

阿魏 <small>泻，消积，杀虫</small>

辛，平。<small>一云温。</small>入脾胃。消肉积，杀细虫，去臭气。<small>谚云：黄芩无假，阿魏无真。刘纯云：阿魏无真却有真，臭而止臭是为珍。</small>解蕈菜、自死牛马肉毒。治心腹冷痛、疟痢，<small>疟痢多由积滞而起。</small>传尸疳劳痖虫。

出西番。木脂熬成，极臭。试取少许，安铜器一宿，沾处白如银、汞者真。<small>人多以胡蒜白赝之。</small>用钵研细，热酒器上熄过入药。

芦荟 <small>泻热，杀虫</small>

大苦，大寒。功专清热杀虫，凉肝明目，镇心除烦。治小儿惊痫五疳，傅齿䘌湿癣。<small>甘草末和傅。</small>吹鼻杀脑疳，除鼻痒。小儿脾胃虚寒作泻者勿服。

出波斯国。木脂也，如黑饧，味苦、色绿者真。

胡桐泪 <small>泻热，杀虫</small>

苦能杀虫，咸能入胃软坚，大寒能除热。治咽喉热痛，<small>磨扫取涎。</small>齿齼风疳，瘰疬结核。<small>苏颂曰：古方稀用，今口齿家多用为要药。</small>

出凉肃。乃胡桐脂入土，得斥卤之气结成，如小石片。木泪状如膏油。

芜荑 <small>宣，散风湿；泻，消积，杀虫</small>

辛散满，苦杀虫，温燥湿、化食。<small>诸虫皆因湿而生，气食皆因寒而滞。</small>祛五脏、皮肤、肢节风湿，心腹积冷，癥痛鳖瘕，<small>《直指方》云：嗜酒人，血入于酒为酒鳖；多气人，血入于气为气鳖；虚劳人，败血杂痰为血鳖。如虫之行，上侵入咽，下蚀人肛，或附胁背，或隐胸腹。惟用芜荑炒，兼暖胃理气益血之药，乃可杀之。</small>痔瘘疮癣，小儿惊疳冷痢，<small>得诃子、豆蔻良。</small>胃中有虫，食即作痛。<small>和面炒黄为末，米饮下。</small>

形类榆荚。陈久气膻者良。

没石子 <small>涩精，外用染须</small>

苦温入肾。涩精固气，收阴汗，乌髭发。

出大食诸番。颗小纹细者佳。炒研用，虫食成孔者拣去。忌铜铁器。

卫矛 <small>一名鬼箭羽　泻，破血</small>

苦寒。<small>时珍：酸涩。</small>破陈血，通经落胎，杀虫祛祟。

干有三羽，叶似野茶。酥炙用。

漆 <small>泻，破血，消积，杀虫</small>

辛，温，有毒。功专行血杀虫，削年深坚结之积滞，<small>丹溪曰：漆性急而飞补，用之中节，积滞去后，补性内行，人不知也。</small>破日久凝结之瘀血，<small>能化瘀血为水。</small>续筋骨绝伤。<small>损伤必有瘀血停滞。</small>治传尸劳瘵，痃疝蛔虫。

炒令烟尽入药，或烧存性用。半夏为使，畏川椒、紫苏、鸡子、蟹。<small>漆得蟹而成水。</small>

巴豆 <small>大燥，大泻</small>

辛热有大毒。生猛而熟少缓。可升可降，能止能行，开窍宣滞，去脏腑沉寒，为斩关夺门之将。破痰癖血瘕，气痞食积，生冷硬物所伤，大腹水肿，泻痢惊痫，口喝耳聋，牙痛喉痹。缠喉急痹，缓治则死。用解毒丸：雄黄一两，郁金一钱，巴豆十四粒，去皮油为丸，每服五分，津咽下。雄黄破结气，郁金散恶血，巴豆下稠涎，然系厉剂，不可轻用。或用纸捻蘸巴豆油，燃火刺喉；或捣巴豆、绵裹，随左右纳鼻中，吐出恶涎紫血即宽。鼻虽少生疮，无碍。其毒性又能解毒、杀虫，疗疮疡、蛇蝎诸毒。峻用大可劫病，微用亦可和中。通经烂胎。巴豆禀火烈之气，烂人肌肉。试以少许擦皮肤，即发一泡，况肠胃耶？不可轻用。王好古曰：去心、皮膜、油，生用，为急治水谷道路之剂；炒去烟令紫黑用，为缓治消坚磨积之剂。可以通肠，可以止泻，世所不知也。时珍曰：一妇年六十余，溏泻五载，犯生冷油腻肉食即作痛，服升、涩药，泻反甚，脉沉而滑。此乃脾胃久伤，积冷凝滞，法当以热下之。用蜡匮巴豆丸五十粒，服二日，不利而愈。自是每用治泻痢，愈者近百人。一名刚子。雷敩曰：紧小色黄者为巴，三棱色黑者为豆，小而两头尖者为刚子。刚子杀人。时珍曰：此说殊乖。盖紧小者为雌，有棱及两头尖者是雄，雄者更峻耳。用之得宜，皆有功力。不去膜则伤胃，不去心则作呕。【藏器法：连白膜服】。或用壳、用仁、用油，生用、炒用、醋煮烧存性用。研去油，名巴豆霜。芫花为使，畏大黄、黄连、凉水。中其毒者，以此解之，或黑豆、绿豆汁亦佳。得火良。

油：作纸捻燃火，吹息，或熏鼻，或刺喉，能出恶涎恶血。治中风中恶，痰厥气厥，喉痹不通，一切急病。大黄、巴豆，同为峻下之剂。但大黄性寒，府病多热者宜之。巴豆性热，脏病多寒者宜之。故仲景治伤寒传里多热者，多用大黄；东垣治五积属脏者，多用巴豆。与大黄同服，反不泻人。

大风子　　燥痰，外用治疮

辛热有毒。取油治疮癣疥癞，有杀虫劫毒之功。丹溪曰：粗工治大风病，佐以大风油，殊不知此物性热，有燥痰之功而伤血，至有病将愈而先失明者。

出南番。子中有仁，白色，久则油黄，不可用。入丸药，压去油。

荆沥　　宣，通经络，滑痰，泻热

甘，平。除风热，化痰涎，开经络，行血气。治中风失音，惊痫痰迷，眩运烦闷，消渴热痢，为去风化痰妙药。气虚食少者忌之。《延年秘录》云：热多用竹沥，寒多用荆沥。丹溪云：虚痰用竹沥，实痰用荆沥，并宜姜汁助送，则不凝滞。

牡荆俗名黄荆。截取尺余，架砖上，中间火炙，两头承取汁用。

竹沥 泻火，滑痰，润燥

甘寒而滑。消风降火，润燥行痰，养血益阴，竹之有沥，犹人之有血也。故能补阴清火。利窍明目。治中风口噤，痰迷大热，风痉癫狂，烦闷，《产乳方》：妊娠苦烦名子烦，竹沥不限多少，细服。《梅师》加茯苓煎。消渴，血虚自汗。然寒胃滑肠、有寒湿者勿服。《经疏》云：中风要药。凡中风未有不因阴虚火旺、痰热壅结所致。如果外来风邪，安得复用此寒滑之药治之哉！丹溪曰：痰在经络四肢、皮里膜外者，非此不能达。又曰：味甘性缓，能除阴虚之有大热者。寒而能补，胎后不碍虚，胎前不损子。世人因《本草》大寒二字，弃而不用。然人食笋至老，未有因寒而病者。沥，即笋之液也，又假火而成，何寒如此之甚耶？《治法》云：竹沥和米煮粥，能治反胃。

竹类甚多：淡竹肉薄，节间有粉，多汁而甘，最良；　竹坚而节促，皮白如霜；苦竹本粗叶大，笋味苦。入药惟此三种，功用略同。竹茹即刮取青皮。竹沥如取荆沥法。姜汁为使。姜能除痰，且济其寒。

笋尖发痘疮。《本草》未载。昂按：笋、蕨多食，皆能燥血，故笋有刮肠篦之名。惟同肉煮食，则无害也。

竹茹 泻上焦烦热，凉血

甘而微寒。开胃土之郁，清肺金之燥，凉血除热。治上焦烦热，皮入肺，主上焦。○温胆汤用之。温气寒热，膈噎呕哕，胃热。吐血衄血，清肺凉胃。齿血不止，浸醋含之。肺痿惊痫，散肝火。崩中胎动。凉胎气。

淡竹叶 泻上焦烦热

辛淡甘寒。凉心缓脾，消痰止渴。除上焦风邪烦热，叶生竹上，故治上焦。仲景治伤寒发热大渴，有竹叶石膏汤，乃假其辛寒，以散阳明之邪热也。咳逆喘促，呕哕吐血，中风失音，小儿惊痫。

竹生一年以上者，嫩而有力。

天竹黄 泻热，豁痰，凉心

甘而微寒。凉心经，去风热，利窍豁痰，镇肝明目。功同竹沥，而性和缓，无寒滑之患。治大人中风不语，小儿客忤惊痫为尤宜。

出南海。大竹之津气结成。即竹内黄粉。片片如竹节者真。

雷丸 泻，消积，杀虫

苦，寒，有小毒。入胃、大肠经。功专消积杀虫。杨勔得异疾，每发语，腹中有小声应之，久渐声大。有道士曰：此应声虫也。但读《本草》，取不应者治之。读至雷丸，不应，服之而愈。

竹之余气，得霹雳而生，故名。大小如栗，竹刀刮去黑皮，甘草水浸一宿，酒拌蒸，或炮用。厚朴、芫花为使，恶葛根。

赤柽柳叶

一名西河柳。能使疹毒外出。末服四钱，治痧疹不出，喘嗽闷乱。沙糖调服，治疹后痢。

果部

大枣 补脾胃，润心肺，和百药

甘，温。脾经血分药。补中益气，滋脾土，润心肺，调营卫，缓阴血，生津液，悦颜色，通九窍，助十二经，和百药。伤寒及补剂加用之，以发脾胃升腾之气。多食损齿。齿属肾，土克水。中满症忌之。甘令人满。大建中汤心下痞者，减饧、枣，与甘草同例。成无己曰：仲景治奔豚用大枣者，滋脾土以平肾气也。治水饮胁痛，有十枣汤，益脾土以胜妄水也。

北产肥润者良。昂按：今华南枣，更胜于北。徽宁所产，亦有佳者。杀乌、附毒。忌葱、鱼同食。

桃仁 泻，破血，润燥

苦重于甘。思邈：辛，孟诜：温。【孙思邈，著《千金方》。孟诜，著《食疗本草》】。厥阴血分药。心包、肝。苦以泄血滞，甘以缓肝气而生新血。成无己曰：肝者血之源，血聚则肝气燥。肝苦急，宜急食甘以缓之。通大肠血秘。治热入血室，冲脉。血燥血痞，损伤积血，血痢经闭，咳逆上气，血和则气降。皮肤血热，燥痒畜血，发热如狂。仲景治膀胱畜血，有桃仁承气汤，即调胃承气汤加桃仁、桂枝。又抵当汤，用桃仁、大黄、虻虫、水蛭。水蛭，即马蟥蛟，食血之虫，能通肝经聚血，性最难死，虽炙为末，得水即活。若入腹中，生子为患，田泥和水饮下之。虻虫即蚊虫，因其食血，故用以治血。血不足者禁用。

行血连皮、尖生用，润燥去皮、尖炒用，俱研碎，或烧存性用。双仁者有毒，不可食。香附为使。

桃花：苦，平。下宿水，除痰饮，消积聚，利二便，疗风狂。范纯佑女，丧夫发狂，夜断窗棂，登桃树食花几尽，自是遂愈。以能泻痰饮滞血也。

桃叶：能发汗。凡伤寒风痹，发汗不出，以火煅地，用水洒之，干桃叶厚二三寸，席卧，温覆，取大汗，傅粉极燥即瘥。麦麸、蚕沙，皆可如此法用。〇桃为五木之精，其枝叶花仁，并能辟邪。《食医心镜》桃仁煮粥，治鬼疰咳嗽。生桃食多生痈疖。

杏仁 泻肺，解肌，润燥，下气

辛苦甘温而利。泻肺解肌，能发汗。除风散寒，降气行痰，润燥消积。索面、豆粉，近之则烂。通大肠气秘。治时行头痛，上焦风燥，咳逆上气，杏仁炒研，蜜和为膏，含咽。烦热喘促。有小毒，能杀虫治疮，制狗毒、可毒狗，消狗肉积。锡毒。肺虚而咳者禁用。东垣曰：杏仁下喘治气，桃仁疗狂治血，俱治大便秘。当分气血。昼便难属阳气，夜便难属阴血。虚人便闭，不可过泄。脉浮属气，用杏仁、陈皮；脉沉属血，用桃仁、陈皮。肺与大肠相表里，贲门上主往来，魄门下主收闭，为气之通道，故并用陈皮佐之。【贲门，胃之上口。魄门，即肛门。】杏仁、紫菀，并能解肺郁，利小便。

去皮、尖，炒研，发散连皮、尖研。双仁者杀人。得火良。恶黄耆、黄芩、葛根。

乌梅 涩肠，敛肺

酸涩而温。脾肺血分之果，敛肺，肺欲收，急食酸以收之。涩肠，涌痰消肿，清热解毒，生津止渴，醒酒杀虫。治久咳泻痢，梁庄肃公血痢，陈应之用乌梅、胡黄连、灶下土，等分为末，茶调服而愈。曾鲁公血痢百余日，国医不能疗，应之用盐梅肉研烂，合腊茶入醋服，一啜而安。瘴疟，诸症初起者，皆忌用。霍乱，吐逆反胃，劳热骨蒸。皆取其酸收。安蛔厥。蛔虫上攻而眩仆。虫得酸则伏，仲景有蛔厥乌梅丸。去黑痣，蚀恶肉。痈疮后生恶肉，烧梅存性，研末傅之。多食损齿伤筋。《经》曰：酸走筋，筋病无多食酸。

白梅功用略同。治痰厥僵仆，牙关紧闭，取肉揩擦牙龈，涎出即开。盖酸先入筋，齿软则易开。若用铁器搅开，恐伤其齿。惊痫喉痹，傅乳痈肿毒，刺入肉中。嚼烂罨之即出。疮中努肉，捣饼贴之即收。

青梅熏黑为乌梅。稻灰汁淋蒸则不蠹。孟诜云：乌梅十颗，汤煮去核，纳肛中，通大便。盐渍为白梅。时珍曰：梅，花于冬而实于夏，得木之全气，故最酸。胆为甲木，肝为乙木。人舌下有四窍，两通胆液，故食梅酸则津生。○食梅齿齼者，嚼胡桃即解。衣生霉点者【霉，音梅】，梅叶煎汤洗之。捣洗葛衣亦佳。

栗 补肾

咸，温。厚肠胃，补肾气。寇宗奭曰：小儿不可多食。生则难化，熟则滞气。能解羊膻。

陈皮 能燥能宣，有补有泻，可升可降

辛能散，苦能燥能泻，温能补能和。同补药则补，泻药则泻，升药则升，降药则降。为脾、肺气分之药。脾为气母，肺为气钥。凡补药涩药，必佐陈皮以利气。调中快膈，导滞消痰，大法治痰，以健脾顺气为主。洁古曰：陈皮、枳壳，利其气而痰自下。利水破癥，宣通五脏，统治百病，皆取其理气燥湿之功。人身以气为主，气顺湿除，则百病散。《金匮》云：能解鱼毒食毒。多服久服，损人元气。入补养药则留白，入下气消痰药则去白。《圣济》云：不去白，反生痰。

去白名橘红，兼能除寒发表。皮能发散皮肤。核治疝痛，叶散乳痈。皆能入厥阴，行肝气，消肿散毒。腰肾冷痛，橘核炒，酒服良。《十剂》曰：宣可去壅，生姜、橘皮之属是也。《泊宅编》曰：莫强中食已辄胸满不下，百治不效。偶家人合橘皮汤，尝之似有味，连日饮之。一日坐厅事，觉胸中有物坠下，目瞪汗濡，大惊扶归，腹疼痛，下数块如铁弹，臭不可闻，自此胸次廓然。盖脾之冷积也。半年服药不知，功乃在橘皮。方用橘红一斤，甘草、盐各四两，煮干点服，名二贤散。蒸饼丸，名润下丸。治痰特有验。世医惟知半夏、南星、枳壳、茯苓之属，何足语此哉！丹溪曰：治痰，利药过多则脾虚，痰易生而反多。又曰：胃气亦赖痰以养，不可攻尽，攻尽则虚而愈剧。

广中陈久者良，故名陈皮。陈则烈气消，无燥散之患。半夏亦然，故同名二陈汤。治痰咳，童便浸晒。治痰积，姜汁炒。治下焦，盐水炒。核去皮炒用。

青皮 泻肝，破气，散积

辛苦而温，色青气烈。入肝胆气分。疏肝泻肺，柴胡疏上焦肝气，青皮平下焦肝气。凡泻气药，皆云泻肺。破滞削坚，除痰消痞。治肝气郁积，胁痛多怒，久疟结癖，入肝散邪，入脾除痰，疟家必用之品，故清脾饮以之为君。疝痛乳

肿。丹溪曰：乳房属阳明，乳头属厥阴。乳母或因忿怒郁冈，厚味酿积，致厥阴之气不行，故窍不得出。阳明之血腾沸，故热甚而化脓。亦因其子有滞痰膈热，含乳而睡，嘘气致生结核者。初起便须忍痛揉软，吮令汁透，自可消散。治法以青皮疏肝滞，石膏清胃热，甘草节行浊血，瓜蒌消肿导毒。或加没药、橘叶、金银花、蒲公英、皂角刺、当归，佐以少酒。若于肿处灸三五壮尤捷。久则凹陷，名乳癌，不可治矣。**最能发汗**。皮能达皮，辛善发散。**有汗及气虚人禁用**。陈皮升浮，入脾肺治高；青皮沉降，入肝胆治低。炒之以醋，所谓肝欲散，急食辛以散之，以酸泄之，以苦降之也。

橘之青而未黄者。醋炒用。古方无用者，宋以后始与陈皮分用。

柿干 润肺，涩肠，宁嗽

甘，平，**性涩**。生柿性寒。**脾肺血分之果**。健脾涩汤，润肺宁嗽，而消宿血。治肺痿热咳，咯血反胃，有人三世病反胃，得一方，柿干同干饭日日食，不饮水，遂愈。**肠风痔漏**。肺与大肠相表里，脏清则腑热亦除。《泊宅编》：柿干烧灰饮，服二钱，治下血。

柿霜乃其精液。生津化痰，清上焦心肺之热为尤佳。治咽喉口舌疮痛。忌蟹。

柿蒂止呃逆。古方单用，取其苦温降气。《济生》加丁香、生姜，取其开郁散痰，亦从治之法。《产宝》云：产后呃逆烦乱，柿饼一个，煮汁热饮。

木瓜 补，和脾，舒筋；涩，敛肺

酸涩而温。入脾肺血分。**敛肺和胃，理脾伐肝，化食**，酸能敛，敛则化，与山楂同。**止渴**。酸能生津。**气脱能收，气滞能和，调营卫，利筋骨，去湿热，消水胀**。**治霍乱转筋**，夏月暑湿，邪伤脾胃。阳不升，阴不降，则挥霍撩乱，上吐下泻，甚则肝木乘脾，筋为之转也。《食疗》云：煮汁饮良。时珍曰：肝虽主筋，而转筋则因风寒湿热，袭伤脾胃所致。转筋必起于足腓【腓，音肥，足肚也】，腓及宗筋，皆属阳明。木瓜治转筋，取其理脾以伐肝也。土病则金衰而木盛，故用酸温以收脾肺之耗散，而藉其走脾以平肝邪，乃土中泻木以助金也。陶弘景曰：凡转筋呼木瓜名，写木瓜字，皆愈。**泻痢脚气**，脾主四肢。或寒湿伤于足络，或胃受湿热之物，上输于脾，下流至足，则成脚气。恶寒发热，状类伤寒，第胫肿掣痛为异耳。宜利湿清热，忌用补剂及淋洗。昔有患足痹者趁舟，见舟中一袋，以足倚之，比及登岸，足已善步矣。询袋中何物，乃木瓜也。**腰足无力。多食损齿、骨，病癃闭**。酸收太甚。郑奠一曰：木瓜乃酸涩之品，世用治水肿、腹胀，误矣！有大傃舟过金陵，爱其芬馥，购数百颗置之舟中，举舟人皆病溺不得出，

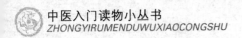

医以通利药罔效。迎予视之，闻四面皆木瓜香，笑谓诸人曰：撤去此物，溺即出矣，不必用药也。于是尽投江中，顷之，溺皆如旧。

陈者良。香薷饮用之，取其和脾去湿，补肺生金。忌铁。

山楂　古字作樝。泻，破气，消积，散瘀，化痰

酸、甘、咸，温。健脾行气，散瘀化痰，消食磨积。消油腻腥膻之积，与麦芽消谷积者不同。凡煮老鸡硬肉，投数枚则易烂，其消肉积可知。发小儿痘疹，止儿枕作痛。恶露积于太阴，少腹作痛，名儿枕痛。砂糖调服。多食令人嘈烦易饥，反伐脾胃生发之气。破泄太过，中气受伤。凡服人参不相宜者，服山楂即解。一补气，一破气也。

有大小二种，小者入药。一名棠球子。去皮、核用。一云核亦有力，化食磨积。

梨　润肠，泻火清热

甘微酸寒。润肺凉心，消痰降火，止渴解酒，利大小肠。治伤寒发热，热嗽痰喘，中风失音。捣汁频服。《圣惠方》梨汁煮粥，治小儿心脏风热昏躁。切片，贴汤火伤。多食冷利，脾虚泄泻及乳妇血虚人忌之。生者清六腑之热，熟者滋五脏之阴。实火宜生，虚火宜熟。《泊宅编》：有仕宦病消渴，医谓不过三十日死，亟持官归。途遇一医，令致北梨二担，食尽则瘥。宦如其言，食及五六十枚而病愈。杨吉老介医术甚著，一士有疾，厌厌不聊，往谒之。杨曰：汝症热已极，气血全消，三年当以疽死，不可为也。士不乐而退。闻茅山一道士，医术通神，但不肯以技自名。乃衣僮仆之服，诣山拜之，愿执役席下。道士喜留，只事左右。历两月久，觉其与常隶别，扣所从来，再拜谢讫，始以实告。道士笑曰：世间那有医不得的病？试诊脉，又笑曰：吾亦无药与汝，便可下山买好梨，日食一颗。梨尽，取干者泡汤，和滓食之，疾自当平。士人如戒。经一岁，复见吉老，颜貌膄泽，脉息和平。惊曰：君必遇异人！士人以告。杨衣冠焚香，望茅山设拜。盖自咎其学之未至也。

捣汁用，熬膏亦良。加姜汁、蜂蜜佳，清痰止嗽。与莱菔相间收藏则不烂，或削梨蒂扦莱菔上。

枇杷叶　泻肺，降火

苦，平。清肺和胃而降气，气下则火降痰消。气有余便是火，火则生痰。治热咳，呕逆，口渴。时珍曰：火降痰顺，则逆者不逆，呕者不呕，咳者不咳，渴者不渴矣。一妇肺热久嗽，身如火炙，肌瘦将成劳。以枇杷叶、款冬花、紫菀、杏仁、桑皮、

木通等分，大黄减半，蜜丸樱桃大。食后、夜卧各含化一丸，未终剂而愈。

叶湿重一两、干重三钱者为气足，拭净毛。毛射肺，令人咳。治胃病，姜汁炙；治肺病，蜜炙。

橄榄　　宣，清肺

甘涩而温。肺胃之果，清咽生津，除烦醒酒，解河豚毒，投入煮佳。及鱼骨哽。如无橄榄，以核磨水服。橄榄木作舟楫，鱼拨着即浮出。物之相畏有如此者。

核烧灰，傅蛀疳良。

白果　　一名银杏。涩，敛肺，去痰

甘苦而温。性涩而收。熟食温肺益气，色白属金，故入肺。定痰哮，敛喘嗽，缩小便，止带浊。生食降痰解酒，消毒杀虫。花夜开，人不得见。性阴，有小毒，故能消毒杀虫。多食则收令太过，令人壅气胪胀，小儿发惊动疳。食千枚者死。

浆：泽手面，浣油腻。时珍曰：去痰浊之功，可以类推。

石榴皮　　涩肠，外用染须

酸涩而温。能涩肠，止泻痢下血，煅末服。崩带脱肛。泻痢至于脱肛者，以石榴皮、陈壁土加明矾少许，浓煎熏洗。再用五倍子炒研，敷托而止之。浸水，汁黑如墨。乌须方绿云油中用之。

勿犯铁器。《客座新闻》云：一人患腹胀，夏成诊之曰：饮食如常，非水肿蛊胀，乃湿热生虫之象也。以石榴、椿树东引根皮、槟榔各五钱，空心服，腹大痛，泻虫长丈余，遂愈。

枳椇子　　一名木蜜。润，解酒

甘，平。止渴除烦，润五脏，解酒毒。葛根解酒毒而发散不如枳椇。屋外有枳椇树，屋内酿酒多不佳。赵以德治酒毒房劳病热者，加葛根于补气血药中，一贴微汗，反懊憹，热如故。知气血虚，不禁葛根之散也，必得枳椇方可。偶得干者，加入即愈。《东坡集》云：揭颖臣病消渴，日饮水数斗，饭亦倍进，小便频数，服消渴药日甚。张延胘诊之，笑曰：君几误死！取麝香当门子，以酒濡作十许丸，棘枸子煎汤吞之，遂愈。问其故，胘曰：消渴消中，皆脾弱肾败，土不制水而成。今颖臣脾脉极热，肾脉不衰，当由酒果过度，积热在脾，所以多食多饮，饮多，溲不得不多，非消非渴也。麝香坏酒果，棘枸能胜酒，故假二

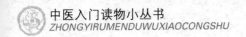

物以去其酒果之毒也。雷敩曰：凡使麝香，用当门子尤妙。

俗名鸡距，以实拳曲如鸡距。蜀呼为棘枸。经霜黄赤，甚甘。其叶入酒，酒化为水。

胡桃 <small>补命门。肉润，皮涩</small>

味甘，气热。皮涩。皮敛肺定喘，固肾涩精。今药中罕用，昂谓若用之，当胜金樱、莲须也。肉润。皮汁青黑，属水入肾。通命门，利三焦，温肺润肠，补气养血。佐补骨脂，一木一火，大补下焦。胡桃属木，破故纸属火，有木火相生之妙。古云：黄柏无知母，破故纸无胡桃，犹水母之无虾也。时珍曰：三焦者，元气之别使；命门者，三焦之本原。命门指所居之府而言，为藏精系胞之物；三焦指分治之部而名，为出纳腐熟之司。一为体，一为用也。其体非脂非肉，白膜裹之，在脊骨第七节两肾中央，系着于脊，下通二肾，上通心肺、贯脑，为生命之原。相火之主，精气之府，人物皆有之。生人生物，皆由此出。《内经》所谓七节之旁，中有小心是也。《难经》误以右肾为命门。高阳生承讹撰《脉诀》，至朱肱、陈言、戴起宗始阐之。夫肾命相通，藏精而恶燥，胡桃颇类其状。汁青黑，故入北方，佐破故纸润燥而调血，使精气内充，血脉通利，诸疾自除矣。【男女交媾，皆禀此命火而结胎。人之穷通寿夭，皆根于此】。三焦通利，故上而虚寒喘嗽，能温肺化痰。洪迈有痰疾，晚对，上谕以胡桃三枚，姜三片，卧时嚼服，即饮汤，复嚼姜、桃如前数，静卧必愈。迈如旨服，旦而痰消嗽止。洪辑幼子病痰喘，梦观音令服人参胡桃汤，服之而愈。明日剥去皮，喘复作，仍连皮用，信宿而瘳。盖皮能敛肺也。胡桃、葱白、姜、茶等分捣煎，能散寒发汗。下而腰脚虚痛，能补肾。内而心腹诸痛，外而疮肿诸毒，能调中和营。皆可除也。然动风痰，助肾火。连皮同烧酒细嚼三枚，能久战。有痰火积热者少服。油者有毒，故杀虫治疮。壳外青皮，压油乌髭发。

润燥养血去皮用，敛涩连皮用。

龙眼肉 <small>补心脾</small>

甘，温，归脾。益脾长智。一名益智。养心葆血。心为脾母。故归脾汤用之。治思虑劳心脾，及肠风下血。心生血，脾统血。思虑过多，则心脾伤而血耗，致有健忘、怔忡、惊悸诸病。归脾汤能引血归脾而生补之。肠风亦由血不归脾而妄行。

荔枝核 <small>宣，散寒湿</small>

甘涩而温。入肝肾。散滞气，辟寒邪。治胃脘痛，妇人血气痛。煅存性五钱，香附一两，为末，每服二钱，盐汤或米饮下，名蠲痛散。单服醋汤下亦效。**其实双结，核似睾丸**，睾音皋，肾子也。**故治癫疝卵肿，有述类象形之义**。煅存性，酒调服，加茴香、青皮，各炒为末，酒服亦良。

壳：发痘疮，烧存性用。荔枝连壳煅研，止呃逆。生荔枝多食则醉，以壳浸水解之。此即食物不消，还以本物解之之义。

榧实 润肺

甘涩。润肺，《本草》未尝言润，然润剂也。故寇氏云：多食润肠。**杀虫**。有虫积者，宜上旬日日食之。食一勋，虫乃绝。

海松子 润燥

甘温。润肺温胃，散水除风。治咳嗽，松子一两，胡桃二两，炼蜜和服，治肺燥咳嗽。**虚秘**。同柏子仁、麻仁，溶蜡为丸，名三仁丸。

出辽东、云南。松须五鬣。

落花生 新增。补脾润肺

辛能润肺，香能舒脾。果中佳品，

出闽广。藤生，花落地而结实，故名。按：落花生《本草》未收，本无当于药之用，然能益脾润肺，实佳果也。因世人谤之者多，附见于此，明其有利无害也。**炒食**。同绿豆食，能杀人。

莲子 补脾，涩肠，固精

甘温而涩，脾之果也。脾者黄宫，故能交水火而媾心肾，安靖上下君、相火邪。古方治心肾不交，劳伤白浊，有莲子清心饮，补心肾有瑞莲丸。**益十二经脉血气，涩精气，厚肠胃，除寒热。治脾泄久痢，白浊梦遗，女人崩带及诸血病。大便燥者勿服。**

去心、皮，蒸熟，焙干用。得茯苓、山药、白术、枸杞良。黑而沉水者为石莲，清心除烦，开胃进食，专治噤口痢、淋浊诸症。石莲入水则沉，入卤则浮。煎盐人以之试卤，莲浮至顶，卤乃可煎。落田野中者，百年不坏。人得食之，发黑不老。肆中石莲，产广中树上，其味大苦，不宜入药。

莲心为末，米饮下，疗产后血渴。

莲蕊须　<small>涩精</small>

甘温而涩。清心通肾，益血固精，乌须黑发，止梦泄遗精，吐崩诸血。略与莲子同功。

藕节　<small>补心散瘀</small>

涩，平。解热毒，消瘀血，止吐衄淋痢，一切血症。<small>和生地汁、童便服良。</small>藕：<small>生，甘寒，凉血散瘀，宋大官作血鲊，误落藕皮，血遂涣散不凝。一人病血淋，痛胀欲死，李时珍以发灰二钱，藕汁调服，三日而愈。《梅师方》：产后余血上冲，煮汁饮。</small>止渴除烦。<small>《圣惠方》：藕汁，蜜和服，治时气烦渴。</small>解酒毒、蟹毒。<small>捣烂，热酒调服。</small>煮熟，甘温，益胃补心，<small>多孔象心。</small>止泻，<small>能实大肠。</small>止怒，久服令人欢。<small>益心之效。</small>生捣罨金疮伤折，熟捣涂冻裂冻疮。<small>《肘后方》：卒中毒箭，煮藕汁饮，多多益善。孟诜曰：产后忌生冷，独藕不忌，为能散瘀血也。</small>澄粉亦佳，安神益胃。

荷叶　<small>轻，宣，升阳，散瘀</small>

苦，平。其色青，其形仰，其中空，其象震，<small>震，仰盂。</small>感少阳甲胆之气。烧饭合药，裨助脾胃而升发阳气。<small>洁古枳术丸，用荷叶烧饭为丸。</small>痘疮倒靥者，用此发之。<small>僵蚕等分为末，胡荽汤下。闻人规曰：胜于人牙、龙脑。</small>能散瘀血，留好血。治吐衄崩淋，损伤产瘀，<small>熬香，末服。</small>一切血症，洗肾囊风。<small>东垣曰：雷头风症，头面疙瘩肿痛，憎寒壮热，状如伤寒。病在三阳，不可用寒药重剂，诛罚无过，处清震汤治之。荷叶一枚，升麻、苍术各五钱，煎服。郑奠一曰：荷叶研末，酒服三钱，治遗精极验。</small>

芡实　<small>一名鸡头子。补脾，涩精</small>

甘，涩。固肾益精，补脾去湿。治泄泻带浊，小便不禁，梦遗滑精，<small>同金樱膏为丸，名水陆二仙丹。</small>腰膝痹痛。<small>吴子野曰：人之食芡，必枚啮而细嚼之，使华液流通，转相灌溉，其功胜于乳石也。《经验后方》：煮熟研膏，合粳米煮粥食，益精气。</small>蒸熟捣粉用。涩精药或连壳用。<small>李惟熙曰：菱寒而芡暖，菱花背日，芡花向日。</small>

甘蔗　<small>补脾，润燥</small>

甘，寒。和中助脾，除热润燥，止渴<small>治消渴</small>消痰，解酒毒，利二便。

《外台方》：嚼咽或捣汁，治发热口干便涩。治呕哕反胃，《梅师方》：蔗汁、姜汁和服。大便燥结。蔗汁熬之，名石蜜，即白霜糖。唐大历间，有邹和尚始传造法。性味甘温，补脾缓肝，润肺和中，消痰治嗽，多食助热损齿生虫。紫砂糖功用略同。

荸脐 一名乌芋，一名地栗。补中，泻热，消食

甘，微寒，滑。益气安中，开胃消食。饭后宜食之。除胸中实热。治五种噎膈，忧膈、恚膈、气膈、热膈、寒膈。噎亦五种：气噎、食噎、劳噎、忧噎、思噎。消渴黄疸，血症蛊毒。末服，辟蛊。能毁铜。汪机曰：合铜钱食之则钱化。可见为消坚削积之物，故能开五膈，消宿食，治误吞铜也。

菱 一名芰，音妓。俗名菱角。泻，解暑，止渴

甘，寒。安中消暑，止渴解酒。

有两角、三角、四角、老嫩之殊。《武陵记》以三角、四角者为芰，两角者为菱。菱花随月而转，犹葵花之随日。

西瓜 泻暑热

甘，寒。解暑除烦，利便醒酒，名天生白虎汤。西瓜、甜瓜，皆属生冷，多食伤脾助湿。《卫生歌》云：瓜、桃生冷宜少食，免致秋来成疟痢。瓜性寒，曝之尤寒。稽含赋云：瓜曝则寒，油煎则冷，物性之异也。

增订本草备要卷之四

休宁汪　昂讱庵著辑　　男汪　端其两
弟汪　桓殿武参订　　侄汪惟宠子锡同较
同学郑曾庆赞寰同订　侄婿仇　澐天一

谷菜部

粳米 粳，硬也；糯，懦也。补脾，清肺

甘，凉。得天地中和之气，和胃补中，色白入肺。除烦清热，煮汁止渴。仲景白虎汤、桃花汤、竹叶石膏汤，并用之以清热，补不足。张文潜《粥记》：粥能畅胃气，生津液。每晨空腹食之，所补不细。昂按：今人终日食粥，不知其妙。迨病中食之，觉与脏腑相宜，迥非他物之所能及也。粳乃稻之总名，有早中晚三收。晚者得金气多，性凉，尤能清热。北粳凉，南粳温。白粳凉，红粳温。新米食之动气。

陈廪米冲淡，可以养胃。煮汁煎药，亦取其调肠胃，利小便、去湿热，除烦渴之功。《集成》云：陈米饭，紧作团，火煅存性，麻油、腻粉调，傅一切恶疮、百药不效者。

糯米 补，温脾肺

《本草》名稻米。按：《诗》黍、稷、稻、粱、禾、麻、菽、麦，名八谷，此稻与禾所以有异乎？甘，温。补脾肺虚寒，坚大便，缩小便，收自汗，同龙骨、牡蛎为粉，能扑汗。发痘疮。解毒化脓。然性粘滞，病人及小儿忌之。糯米酿酒则热，熬饧尤甚。饧即饴糖，润肺和脾，化痰止嗽。仲景建中汤用之，取其甘以补脾缓中。多食发湿热、动痰火、损齿。

谷芽 宣，健脾，消食

甘，温。开胃快脾，下气和中，消食化积。炒用。

大麦芽　宣，开胃健脾，泻，行气消积

咸，温。能助胃气上行，而资健运，补脾宽肠，和中下气，消食除胀，散结祛痰，咸能软坚。化一切米面果食积，通乳下胎。《外台方》：麦芽一升，蜜一升，服，下胎神验。薛立斋治一妇人，丧子乳胀，几欲成痈，单用麦芽一二两炒，煎服立消，其破血散气如此。《良方》云：神曲亦善下胎，皆不可轻用。久服消肾气。王好古曰：麦芽，神曲，胃虚人宜服之，以代戊己，腐熟水谷。【胃为戊土，脾为己土】。李时珍曰：无积而服之，消人元气。与白术诸药，消补兼施，则无害也。

炒用。豆蔻、砂仁、乌梅、木瓜、芍药、五味为使。

小麦　补

味甘，微寒。养心除烦，利溲止血。时珍曰：《素问》麦属火，心之谷也。郑玄属木，许慎属金。《别录》云养肝，与郑说合；思邈云养心，与《素问》合，当以《素问》为准。按：麦，秋种夏熟，备受四时之气。南方地暖下湿，不如北产之良。仲景治妇人脏躁症，悲伤欲哭，状若神灵，用大枣汤：大枣十枚，小麦一升，甘草一两，每服一两，亦补脾气。《圣惠方》：小麦饭治烦热。少睡，多渴。

面：甘，温。补虚养气，助五脏，厚肠胃。然能壅气作渴，助湿发热。陈者良。寒食日，纸袋盛，悬风处，名寒食面。年久不热，入药尤良。

浮小麦　即水淘浮起者：咸，凉。止虚汗盗汗，劳热骨蒸。汗为心液，麦为心谷。浮者无肉，故能凉心。麦麸同功。

麦麸：醋拌蒸，能散血止痛，熨腰脚折伤，风湿痹痛，寒湿脚气，互易至汗出良。麦之凉，全在皮，故面去皮即热。凡疮疡痘疮溃烂、不能着席者，用麦麸装褥卧，性凉而软，诚妙法也。

稷　补、和中

甘，平。益气和中，宜脾利胃。陶弘景曰：稷米，人亦不识。书记多云黍与稷相似。又注黍米云：稷米与黍米相似而粒殊大，食之不宜人，发宿病。《诗》云：黍稷稻粱，禾麻菽麦，此八谷也。俗犹不能辨症，况芝英乎？按：黍、稷辨者颇多，皆无确义。时珍曰：稷、黍一类二种。粘者为黍，不粘者为稷。昂谓诗人既云八谷，何必取一类者强分二种？是仍为七谷矣。盖稷、稷同音，故世妄谓稷为稷，不知稷乃黍类，似粟而粒大疏散，乃北方下谷，南土全无，北人亦不之重，安能度越粳、糯，而高踞八谷之上也乎？【稷为五谷之长，故以为官名，又配社而祀之。】陶氏所说，因是稷黍，所以疑也。若稷当属高大如芦，世之所谓芦稷者。实既香美，性复中和，干又高大，所以能为五谷之长，而先王以之名官也。

况穄黍所生不遍，而芦稷薄海蕃滋，《本草》乃指芦稷为蜀黍，其名义亦不伦矣。此实从来之误，敢为正之，以质明者。又芦稷最能和中，煎汤温服，治霍乱吐泻如神。昂尝病腹中啾唧，经两月，有友人见招，饮以芦稷烧酒，一醉而积疴畅然，性之中和，又可见矣。

粟 补肾

甘、咸，微寒。养肾益气。治胃热消渴，止霍乱，利小便。《千金方》粟米粉水丸，梧子大，煮七枚，内醋中，细吞之，治反胃吐食。即粱米。有青、黄、赤、白、黑诸色。陈者良。

荞麦面 泻，利肠，下气

甘，寒。降气，宽肠。治肠胃沉积，孟诜曰：能炼五脏垢秽。昂按：亦解酒积。泄痢带浊，傅痘疮溃烂，汤火灼伤。脾胃虚寒人勿服。

黑大豆 补肾，解毒

甘，寒，色黑。属水似肾，肾之谷也，豆有五色，各入五脏。故能补肾、镇心，肾水足，则心火宁。明目。肾水足则目明。利水下气，古方治水肿，每单用，或加他药。散热祛风，炒热酒沃，饮其汁，治产后中风危笃，及妊娠腰痛，兼能发表。《千金》云：一以去风，一以消血结。活血，《产书》云：熬令烟绝，酒淋服，下产后余血。解毒，苏颂曰：古称大豆解百药毒，试之不然。又加甘草，其验乃奇。消肿止痛，捣涂一切肿毒。煮食稀痘疮。

紧小者良。小者名马料豆。每晨盐水吞，或盐水煮食，补肾。畏五参、龙胆、猪肉，忌厚朴。犯之动气。得前胡、杏仁、牡蛎、石蜜、诸胆汁良。

赤小豆 通，行水，散血。《十剂》作燥

甘、酸。思邈：咸，冷。色赤，心之谷也。性下行，通小肠，利小便，心与小肠相表里。行水散血，消肿排脓，清热解毒。治泻痢脚气。昔有患脚气者，用袋盛赤小豆，朝夕践踏之，遂愈。同鲤鱼煮，食汁，能消水肿，煮粥亦佳。傅一切疮疽。鸡子白调末箍之，性粘粉，干则难揭，入苎根末则不粘。宋仁宗患痄腮，道士赞宁，取赤小豆四十九粒咒之，杂他药傅之而愈。中贵任承亮亲见，后任自患恶疮，傅永投以药立愈。问之：赤小豆也。承宽始悟道士之咒伪也。后过章章，见医治胁疽甚捷，任曰：莫非赤小豆耶？医惊拜曰：用此活三十余口，愿勿复宣。止渴解酒，通乳下胎。然渗

津液，久服令人枯瘦。《十剂》曰：燥可去湿，桑白皮、赤小豆之属是也。按：二药未可言燥，盖取其行水之功。然以木通、防己为通剂，通、燥二义似重，故本集改热药为燥剂，而以行水为通剂。

绿豆　泻热，解毒

甘寒。行十二经，清热解毒，一切草木、金石、砒霜毒皆治之。利小便，止消渴，治泻痢。

连皮用其凉在皮粉：扑痘疮溃烂良。一市民诵观音经甚诚，出行折一足，哀叫菩萨，梦僧授一方：绿豆粉新铫炒紫色，井水调，厚敷纸贴，杉木札定，其效如神。

白扁豆　补脾，除湿，消暑

甘，温，腥香。色白微黄，脾之谷也。调脾暖胃，通利三焦，降浊升清，消暑除湿，能消脾胃之暑。止渴止泻，专治中宫之病。土强湿去，正气自旺。解酒毒、河豚毒。《备急方》：新汲水调末服，能解砒毒。多食壅气。

子：粗圆、色白者入药，连皮炒研用。亦有浸去皮及生用者。

淡豆豉　宣，解表，除烦

苦泄肺，寒胜热。陈藏器曰：豆性生平，炒熟热，煮食寒，作豉冷。发汗解肌，调中下气。治伤寒头痛，烦躁满闷，懊憹不眠，发斑呕逆，凡伤寒呕逆烦闷，宜引吐，不宜用下药以逆之。淡豉合栀子，名栀子豉汤，能吐虚烦。血痢温疟。时珍曰：黑豆性平，作豉则温，既经蒸罯【罯，遏合切，音庵，入声】，故能升能散。得葱则发汗，得盐则能吐，得酒能治风，得薤则治痢，得蒜则止血，炒熟又能止汗。孟诜治盗汗，炒香渍酒服。《肘后》合葱白煎，名葱豉汤，用代麻黄汤，通治伤寒，发表，亦治酒病。

造淡豉法：用黑大豆水浸一宿，淘净蒸熟，摊匀，蒿覆，候上黄衣，取晒，簸净，水拌，干湿得所，安瓮中，筑实。桑叶厚盖，泥封。晒七日取出，曝一时，又水拌入瓮。如此七次，再蒸，去火气，瓮收用。

刀豆　宣，下气

甘，平。温中止呃，煅存性服。胜于柿蒂。

胡麻 补肝肾，润五脏，清肠

即脂麻，一名巨胜子。种出大宛，故曰胡麻。甘，平。补肺气，益肝肾，润五脏，填精髓，坚筋骨，明耳目，耐饥渴。可以辟谷，但滑肠，与白术并用为胜。乌髭发，利大小肠，逐风湿气。刘河间曰：麻，木谷而治风。又云：治风先治血，血活则风散。胡麻入肝益血，故风药中不可阙也。郑奠一用鳖虱胡麻，佐苦参、蒺藜，治大疯疥癞，屡有愈者。凉血解毒。生嚼傅小儿头疮。

麻油：滑胎疗疮，熬膏多用之。凉血解毒，止痛生肌。

皮肉俱黑者良。入肾。栗色者名鳖虱胡麻，更佳。九蒸九晒，可以服食。陶弘景曰：八谷之中，惟此为良。昂按：若云自大宛来，则非八谷之麻，明矣！又按：《月令》仲秋之月，天子以犬尝麻，则其为八谷之麻又可见矣。大宛之说，何以称焉？岂白者产中原、黑者产大宛乎？

大麻仁 即作布之麻，俗作火麻。润燥滑肠

甘，平，滑利。脾胃大肠之药，缓脾润燥。治阳明病，胃热、汗多而便难。三者皆燥也。汗出愈多，则津枯而大便愈燥。仲景治脾约有麻仁丸。成无己曰：脾欲缓，急食甘以缓之。麻仁之甘，以缓脾润燥。张子和曰：诸燥皆三阳病。破积血，利小便，通乳催生。又木谷也，亦能治风。

极难去壳。帛裹置沸汤，待冷，悬井中一夜，晒干，就新瓦上挼去壳，捣用。畏茯苓、白微、牡蛎。

薏苡仁 补脾胃，通，行水

甘淡、微寒而属土，阳明药也胃。甘益胃，土胜水，淡渗湿。泻水所以益土，故健脾。治水肿湿痹，脚气疝气，泄痢热淋。益土所以生金，故补肺清热。色白入肺，微寒清热。治肺痿肺痈，咳吐脓血。以猪肺蘸薏仁末服。扶土所以抑木，故治风热筋急拘挛。厥阴风木主筋。然治筋骨之病，以阳明为本。阳明主润宗筋，宗筋主束骨而利机关者也。阳明虚则宗筋纵驰，故《经》曰：治痿独取阳明。又曰：肺热叶焦，发为痿躄。盖肺者相傅之官，治节出焉。阳明湿热上蒸于肺，则肺热叶焦，气无所主而失其治节，故痿躄。薏苡理脾，而兼清热补肺。筋寒则急，热则缩，湿则纵。然寒湿久留，亦变为热。又有热气熏蒸，水液不行，久而成湿者。薏苡去湿要药，因寒因热，皆可用也。《衍义》云因寒筋急者不可用，恐不然。但其力和缓，用之须倍于他药。杀蛔堕胎。

炒熟，微研。

御米壳 即罂粟壳。涩肠，敛肺，固肾

酸涩，微寒。敛肺涩肠而固肾。治久嗽泻痢，遗精脱肛，心腹筋骨诸痛。东垣曰：收涩固气，能入肾，故治骨病尤宜。嗽痢初起者忌用。丹溪曰：此是收后药，要先除病根。

一名丽春花，红黄紫白，艳丽可爱。凡使壳，洗去蒂及筋膜，取薄皮，醋炒或蜜炒用。性紧涩，不制多令人吐逆。得醋、乌梅、陈皮良。罂中有米极细，甘寒润燥，煮粥食，治反胃。加参尤佳。

神曲 宣，行气，化痰，消食

辛散气，甘调中，温开胃。化水谷，消积滞。《医余》云：有伤粽子成积，用曲末少加木香，盐汤下，数日口中闻酒香，积遂散。治痰逆癥结，泻痢胀满。回乳，炒研，酒服二钱，日二。下胎。产后血晕，末服亦良。亦治目病。《启微集》云：生用能发其生气，熟用能敛其暴气。

造曲法：以五月五日，六月六日，用白面百斤，赤豆末、杏仁泥、青蒿、苍耳、红蓼汁各三升，以配青龙、白虎、朱雀、玄武、螣蛇、勾陈六神，通和作饼，罨生黄衣，晒收。陈者良。炒用。

红曲 宣，破血；燥，消食

甘，温，色赤。入营而破血，燥胃消食，活血和伤。治赤白下痢，跌打损伤，产后恶露不尽。李时珍曰：人之水谷入胃，中焦湿热熏蒸，游溢精气，化为营血，此造化自然之妙也。红曲以白米饭杂曲面母，湿热蒸罨，即变为真红，此人窥造化之巧者也。故治脾胃营血，得同气相求之理。

红入米心、陈久者良。昂按：红曲温燥，能腐生物使熟。故鱼肉鲊用之，不特取其色也。

醋 一名苦酒。涩，敛气血，消痈肿

酸，温。散瘀解毒，下气消食，食敛缩则消矣。开胃气，令人嗜食，《本草》未载。散水气。治心腹血气痛，磨木香服。产后血晕，以火淬醋，使闻其气。癥结痰癖，疸黄痈肿，外科敷药多用之，取其敛壅热、散瘀解毒。昂按：贝母性散而敛疮口，盖能散所以能敛。醋性酸收而散痈肿，盖消则内散，溃则外散，收处即是散处，两者一义也。口舌生疮，含漱。损伤积血。面和涂，能散之。杀鱼、肉、菜、

蕈、诸虫毒。多食伤筋。收缩太过。酒、醋无所不入，故制药多用之。

米造、陈久者良。寇宗奭曰：食酸则齿软者，齿属肾，酸属肝，木气强、水气弱故也。

酒 宣，行药势

辛者能散，苦者能降，甘者居中而缓，厚者热而毒，淡者利小便。用为向导，可以通行一身之表，引药至极高之分。热饮伤肺，温饮和中。少饮则和血行气，壮神御寒，遣兴消愁，辟邪逐秽，暖水脏，行药势。过饮则伤神耗血，亦能乱血，故饮之身面俱赤。损胃烁精，动火生痰，发怒助欲，酒是色媒人。致生湿热诸病。过饮则相火昌炎，肺金受烁，致生痰嗽。脾因火而困怠，胃因火而呕吐，心因火而昏狂，肝因火而善怒，胆因火而忘惧，肾因火而精枯，以致吐血、消渴、劳伤、蛊膈、痈疽、失明，为害无穷。汪颖曰：人知戒早饮，而不知夜饮更甚。醉饱就床，热壅三焦，伤心损目。夜气收敛，酒以发之，乱其清明，劳其脾胃，停湿动火，因而致病者多矣。朱子云：以醉为节可也。

醇而无灰，陈久者良。畏枳椇、葛花、赤豆花、绿豆粉、咸卤。得咸则解，水制火也。

韭 补阳，散瘀

辛，温，微酸。肝之菜也，入血分而行气。归心益胃，助肾补阳，一名土钟乳，言温补也。除胃热，充肺气，散瘀血，逐停痰。治吐衄损伤，一切血病，捣汁，童便和服。噎膈反胃。能消瘀血停痰在胃口，致反胃及胃脘痛。丹溪曰：有食热物及郁怒，致死血留胃口作痛者，宜加韭汁、桔梗入药，开提气血；有肾气上攻，致心痛者，宜韭汁和五苓散为丸，空心茴香汤下。治反胃宜用牛乳加韭汁、姜汁，细细温服。盖韭汁散瘀，姜汁下气消痰和胃，牛乳解热润燥补虚也。《单方总录》曰：食不得入，是有火也；食久反出，是无火也。治法虽有寒热虚实之别，要以安其胃气为本，使阴阳升降平均，呕逆自顺而愈矣。解药毒、食毒、狂犬、蛇、虫毒。多食昏神。

忌蜜、牛肉。昂按：今人多以韭炒牛肉，其味甚佳，未见作害。○《经》曰：毒药攻邪，五谷为养，五畜为益，五菜为充，五果为助。气味合而服之，以补精益气。五菜：韭、薤、葱、葵、藿也；五果，桃、李、枣、杏、栗也。【药医病，食养人】。

韭子：辛甘而温。补肝肾，助命门，暖腰膝。治筋痿遗尿，泄精溺血【尿、溺，并去声，俱音吾吊切】，白带白淫。《经》曰：足厥阴病则遗尿。思想无穷，入房太甚，发为筋痿及为白淫。韭子同龙骨、桑螵蛸，能治诸病，以其入厥阴补肝、肾、命门。命门者，藏精之府也。

蒸，暴炒，研用。烧烟熏牙虫。

葱　轻，发表和里；宣，通阳活血

生辛散，熟甘温。陶弘景曰：白冷青热，伤寒汤中不得用青。外实中空，肺之菜也。肺主皮毛，其合阳明大肠，故发汗解肌，以通上下阳气。仲景白通汤、通脉四逆汤，并加之，以通脉回阳。益目睛，白睛属肺。利耳鸣，通二便。时珍曰：葱管吹盐入玉茎中，治小便不通及转脬危急者，极效。治伤寒头痛，时疾热狂，阴毒腹痛。阴症厥逆，用葱白安脐上熨之。气通则血活，气为血帅。故治吐血衄血，便血痢血，《食医心镜》：葱煮粥食，治赤白痢，薤粥亦良。折伤血出，火煨研封，止痛无瘢。乳痈风痹，通乳安胎。妇人妊娠伤寒，葱白一物汤，发汗而安胎，加生姜亦佳。《删繁方》合香豉、阿胶，治胎动。通气故能解毒，杀药毒、鱼肉毒、蚯蚓毒、猘犬毒。

诸物皆宜，故曰菜伯，又曰和事草。取白连须用。亦有用青者。同蜜食杀人，同枣食令人病。《百一方》：患外痔者，先用木鳖煎汤熏洗，以青葱涎对蜜调敷，其凉如冰。《独行方》：水病足肿，煮汤渍之，日三五度佳。

大蒜　宣，通窍，辟恶

张骞使西域，始得种入中国，故一名葫。辛，温。开胃健脾，通五脏，达诸窍。凡极臭极香之物，皆能通窍。去寒湿，解暑气，辟瘟疫，消痈肿，捣烂，麻油调敷。破癥积，化肉食，杀蛇虫蛊毒。治中暑不醒，捣和地浆，温服。鼻衄不止，捣贴足心，能引热下行。关格不通。捣纳肛中，能通幽门。敷脐能达下焦，消水，利大小便。切片烁艾，灸音九一切痈疽，恶疮肿核。独头者尤良。李迅曰：痈疽着灸，胜于用药。缘热毒中膈，上下不通，必得毒气发泄，然后解散。初起便用独头大蒜，切片灸之，三壮一易，百壮为率。但头项以上，切不可灸，恐引气上，更生大祸也。史源曰：有灸至八百壮者，约艾一筛。初坏肉不痛，直灸到好肉方痛。至夜火燃，满背高阜，头孔百数，则毒外出，否则内逼五脏而危矣。《纲目》曰：《精要》谓头上毒不得灸，此言过矣。头为诸阳所聚，艾宜小如椒粒，炷宜三五壮而已。又按：东垣灸元好问脑疽，艾大如两核许，灸至百壮，始觉痛而痊。由是推之，头疮若不痛者，艾大壮多，亦无妨也。然其气熏臭，多食生痰动火，散气耗血，损目昏神。五荤皆然，而蒜尤甚。《楞严经》云：五荤熟食发淫，生啖增恚，故释氏戒之。释家以大蒜、小蒜、兴渠、慈葱、茖葱为五荤。慈葱，冬葱也；茖葱，山葱也；兴渠，西域菜，云即中国之蒌。道家以

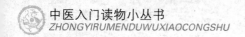

韭、薤、蒜、胡荽、芸薹为五荤。芸薹，油菜也。

忌蜜。

薤 一名蓋子，音叫。滑，利窍，助阳

辛、苦，温，滑。调中助阳，散血生肌，泄下焦大肠气滞。治泄
痢下重，王好古曰：后重者，气滞也。四逆散加此以泄滞。按：下重亦有气虚、血虚、火
热、风燥之不同。胸痹刺痛，仲景用栝蒌薤白白酒汤。肺气喘急。安胎利产，涂
汤火伤。和蜜捣用。《肘后方》：中恶卒死者，用薤汁灌鼻中，韭汁亦可。

叶似韭而中空，根如蒜。取白用。忌牛肉。其叶光滑，露亦难贮，故云薤露。

胡荽 宣，发痘疹，辟恶气

辛温香窜。内通心脾，外达四肢。辟一切不正之气，沙疹、痘疮
不出，煎酒喷之。心脾之气，得芳香而运行。含喷遍身，勿噀头面。痘疹家悬挂，辟邪
恶，胡荽久食，令人多忘。病人不宜食胡荽、黄花菜。

生姜 宣，散寒发表，止呕开痰

辛温。行阳分而祛寒发表，宣肺气而解郁调中，畅胃口而开痰下
食。治伤寒头痛，伤风鼻塞，辛能入肺，通气散寒。咳逆呕哕，有声有物为呕，
有声无声为哕，有物无声为吐。其症或因寒、因热、因食、因痰，气逆上冲而然。生姜能散
逆气，呕家圣药。东垣曰：辛药生姜之类治呕吐，但治上焦气壅表实之病，若胃虚谷气不行、
胸中闭塞而呕者，惟宜益胃、推扬谷气而已，勿作表实用辛药泻之。丹溪曰：阴分咳嗽者，
多属阴虚，宜用贝母，勿用生姜，以其辛散也。昂按：人特知陈皮、生姜能止呕，不知亦有
发呕之时。以其性上升，如胃热者非所宜也。藿香亦然。胸壅痰膈，寒痛湿泻。消
水气，行血痹。产后血上冲心，及污秽不尽，煎服亦良。通神明，去秽恶，救暴
卒。凡中风、中气、中暑、中恶、暴卒等症，姜汁和童便饮效。姜汁开痰，童便降火也。
疗狐臭。姜汁频涂。搽冻耳。熬膏涂。杀半夏、南星、菌蕈、野禽毒。野禽
多食半夏，故有毒，生姜能解之。辟雾露山岚瘴气。早行含之。捣汁和黄明胶熬，
贴风湿痹痛。久食兼酒，则患目发痔。积热使然。疮痈人食之则生恶肉。

姜皮：辛，凉。和脾行水。治浮肿胀满。以皮行皮，五皮散用之。成无己
曰：姜、枣辛甘，能行脾胃之津液而和营卫，不专于发散也。东垣曰：夜不食姜者，夜主阖
而姜主辟也。秋不食姜者，秋主收而姜主散也。妊妇多食姜，令儿歧指，象形也。

秦椒为使。恶黄连、黄芩、夜明砂。糟姜内入蝉蜕，虽老无筋。

干姜、黑姜 燥，回阳，宣，通脉

生用辛温，逐寒邪而发表；炮则辛苦大热，除胃冷而守中。辛则散，炮则稍苦，故止而不移，非若附子走而不守。温经止血，炮黑止吐衄诸血，红见黑则止也。定呕消痰，去脏腑沉寒痼冷。能去恶生新，使阳生阴长，故吐衄下血、有阴无阳者宜之。亦能引血药入气分而生血，故血虚发热、产后大热者宜之。此非有余之热，乃阴虚生内热也，忌用表药寒药。干姜能入肺利气，能入肝引血药生血，故与补阴药同用【合血药亦能补阴】。乃热因热用，从治之法，故亦治目睛久赤。引以黑附，能入肾而祛寒湿，能回脉绝无阳。仲景四逆、白通、姜附汤，皆用之。同五味利肺气而治寒嗽，肺恶寒。燥脾湿而补脾，脾恶湿。通心助阳而补心气。苦入心。开五脏六腑，通四肢关节，宣诸脉络。治冷痹寒痞，反胃下痢。多用损阴耗气，孕妇忌之。辛热能动血。王好古曰：服干姜以治中者必僭上，宜大枣辅之。东垣曰：宜甘草以缓之。

母姜晒干者为干姜，炮黑为黑姜。

山药 古名薯蓣。补脾肺，涩精气

色白入肺，味甘归脾。入脾肺二经，补其不足，清其虚热。阴不足则内热，补阴故能清热。固肠胃，润皮毛，化痰涎，止泻痢。渗湿，故化痰止泻。《百一方》：山药半生半炒，米饮下，治噤口痢。肺为肾母，故又益肾强阴，治虚损劳伤。王履云：八味丸用之以强阴；脾为心子，故又益心气。子能令母实。治健忘遗精。昂按：山药性涩，故治遗精泄泻，而诸家俱未言涩。生捣，敷痈疮，消肿硬。山药能消热肿，益补其气，则邪滞自行。丹溪云：补阳气。生者能消肿硬是也。

色白而坚者入药。

百合 润肺止嗽

甘，平。润肺宁心，清热止嗽，益气调中，止涕泪，涕泪，肺肝热也。《经》曰：肺为涕，肝为泪，心为汗，脾为涎，肾为唾。利二便。治浮肿胪胀，痞满寒热，疮肿乳痈，伤寒百合病。行住坐卧不安，如有鬼神状。苏颂曰：病名百合，而用百合治之，不识其义。李士材曰：亦清心安神之效耳。朱二允曰：久嗽之人，肺气必虚，虚则宜敛。百合之甘敛，胜于五味之酸收。

花白者入药。

莱菔
俗作萝卜。宣，行气，化痰，消食

辛、甘属土。生食升气，熟食降气。宽中化痰，散瘀消食。丹溪曰：气升则食自降。治吐血衄血，咳嗽吞酸，利二便，解酒毒，制面毒、豆腐积。昔有人病，梦红裳女子引入宫殿，小姑歌云：五灵楼阁晓玲珑，天府由来是此中，惆怅闷怀言不尽，一丸莱菔火吾宫。一道士云：此犯大麦毒也。女子心神，小姑脾神。医经莱菔制面毒，遂以药并莱菔治之，果愈。腐浆见莱菔则难收。生捣治噤口痢，止消渴，涂跌打、汤火伤。多食渗血，故白人髭发。服何首乌、地黄者忌之。生姜能制其毒。夏月食其菜数斤，秋不患痢。冬月以菜叶摊屋瓦上，任霜雪打压，至春收之，煎汤饮，治痢。得效方：人避难入石洞中，贼烧烟熏之，口含莱菔一块，烟不能毒。嚼汁擂水饮之亦可。王荆公患偏头痛，捣莱菔汁，仰卧，左痛注右鼻，右痛注左鼻，或两鼻齐注，数十年患。二注而愈。

莱菔子：辛入肺，甘走脾。长于利气。生能升，熟能降。升则吐风痰，散风寒，宽胸膈，发疮疹；降则定痰喘咳嗽，调下痢后重，止内痛。皆利气之功。丹溪曰：莱菔子治痰，有冲墙倒壁之功。《食医心镜》：研汤煎服，治气嗽痰喘，吐脓血。炒用。

白芥子
宣，利气，豁痰

辛，温，入肺。通行经络，温中开胃，发汗散寒，利气豁痰，消肿止痛。痰行则肿消，气行则痛止。为末醋调敷，消痈肿。治咳嗽反胃，痹木脚气，筋骨诸病。痰阻气滞。久嗽肺虚人禁用。丹溪曰：痰在胁下及皮里膜外，非此不能达行。古方控涎丹用之，正此义。韩㦭三子养亲汤，白芥子主痰，下气宽中；紫苏子主气，定喘止嗽；莱菔子主食，开痞降气。各微炒研，看病所主为君。治老人痰嗽、喘满、懒食。

北产者良。煎汤不可过熟，熟则力减。芥菜子豁痰利气，主治略同。

蔓菁子
即芜菁。泻热，利水，明目

苦，辛。泻热解毒，利水明目。古方治目，用之最多。治黄疸，捣服。腹胀，捣研滤汁饮，或吐或利，腹中自宽，得汗愈。癥瘕积聚，小儿血痢，蜜和汁服。一切疮疽。凡痈疽捣敷皆良。醋调敷秃疮，盐捣敷乳痈。冬取根用。傅蜘蛛咬毒。陈藏器曰：蔓菁园中无蜘蛛。李时珍曰：蔓菁子可升可降，能汗能吐能下，能利小便，明目解毒，其功甚伟，世罕知用，何哉？

根：捣敷阴囊肿大如斗。末服解酒毒。和芸薹根油菜也捣汁，鸡子清调，涂诸热毒。单盐捣，不用芸薹亦可。

芸薹 宣，散血，消肿

辛，温。散血消肿，捣贴乳痈丹毒。孙思邈曰：捣贴丹毒，随手即消，其效如神。动疾发疮。

即油菜。道家五荤之一。子与叶同功，治产难。

马齿苋 一名九头狮草。泻热，散血

酸，寒。散血解毒，祛风杀虫。治诸淋疳痢，《海上方》：捣汁和鸡子白服，治赤白痢。血癖恶疮，多年恶疮，敷两三遍即瘥。烧灰煎膏，涂秃疮湿癣。小儿丹毒。捣汁饮，以滓傅之。利肠滑产。

叶如马齿，有大小二种，小者入药。性至难燥，去茎用。亦忌与鳖同食。

甜瓜蒂 宣，涌吐。与淡豆豉、赤小豆，并为吐药

苦，寒。阳明胃吐药，能吐风热痰涎，上膈宿食。吐去上焦之邪，《经》所谓其高者因而越之，在上者涌之，木郁达之是也。越以瓜蒂、淡豉之苦，涌以赤小豆之酸，吐去上焦有形之物，则木得舒畅，天地交而万物通矣。当吐而胃弱者，代以参芦。朱丹溪曰：吐中就有发散之义。张子和曰：诸汗法古方多有之，惟以吐发汗，世罕知之。故予尝曰：吐法兼汗以此夫。昂按：汗吐下和，乃治疗之四法。仲景瓜蒂散、瓜豉汤，并是吐药。子和治病，用吐尤多。丹溪治许白云大吐二十余日，治小便不通，亦用吐法，甚至用四物、四君以引吐。成法具在。今人惟知汗下和，而吐法绝置不用。遇邪在上焦及当吐者，不行涌越，致结塞而成坏症。轻病致重，重病致死者多矣！时医背弃古法，枉人性命，可痛也夫！治风眩头痛，懊忱不眠，癫痫喉痹，头目湿气，水肿黄疸，或合赤小豆煎，或吹鼻中，取出黄水。湿热诸病。上部无实邪者禁用。能损胃耗气，语曰：大吐亡阳，大下亡阴。凡取吐者，须天气清明，巳午以前，令病人隔夜勿食，卒病者不拘。《类编》云：一女子病齁喘不止，遇道人教取瓜蒂七枚为末，调服其汁，即吐痰如胶粘，三进而病如扫。

冬瓜 一名白瓜。泻热，补脾

寒泻热，甘益脾。利二便，消水肿，冬瓜任吃，效。止消渴，苗叶皆治

消渴。**散热毒痈肿**。切片傅之。丹溪曰：冬瓜性急而走，久病阴虚者忌之。昂按：冬瓜日食常物，于诸瓜中尤觉宜人，且味甘而不辛，何以见其性急而走乎？

子，补肝明目。凡药中所用瓜子，皆冬瓜子也。

丝瓜　泻热凉血，宣通经络

甘，平。苏颂曰冷。**凉血解毒，除风化痰，通经络，行血脉**，老者筋络贯串，象人经脉，故可借其气以引之。**消浮肿，稀痘疮**。出不快者，烧存性，入朱砂、蜜水调服。**治肠风崩漏，疝痔痈疽，滑肠下乳**。

茄根　泻，散血，消肿

散血消肿。煮汁渍冻疮。史国公药酒，用白茄根为君。茄科以马尿浸三日，晒炒为末，点牙即落。

茄子：甘，寒。散血宽肠，动风发病。

金石水土部

金　重，镇心肝，定惊悸

辛，平，有毒。生金屑，服之杀人。昂按：金性至刚重坠，与血肉之体不相宜，故服之致死，非其性有毒也。人被金银灼者，并不溃烂，无毒可知矣。精金粹玉，世之宝器，岂有毒气哉？**金制木，重镇怯，故镇心肝，安魂魄**。虽云重坠，亦藉其宝气也。古方有红雪、紫雪，皆取金银煮汁，亦假其耳气。**治惊痫风热，肝胆之病**。肝经风热，则为惊痫失志，魂魄飞扬。肝属木而畏金，与心为子母之脏，故其病同源一治。

丸散用箔为衣，煎剂加入药煮。畏铅、水银。遇铅则碎。五金皆畏水银。

银，功用略同。

铜绿　即铜青。宣，去风痰

酸，平，微毒。**治风烂泪眼，恶疮疳疮，妇人血气心痛，吐风痰，合金疮，止血杀虫**。治皆肝胆之病，亦金胜木之义。

用醋制铜，刮用。

自然铜 重，续筋骨

辛，平。主折伤，续筋骨，散瘀止痛。折伤必有死血瘀滞经络，然须审虚实，佐以养血补气温经之药。铜非煅不可用，火毒、金毒相煽，复挟香药，热毒内攻，虽有接骨之功，然多燥散之祸，用者慎之。

产铜坑中。火煅、醋淬七次，细研，甘草水飞用。昔有饲折翅雁者，雁飞去，故治折伤。

铅 重，坠痰，解毒

甘寒属肾。禀壬癸之气，水中之金，金丹之母，八石之祖。丹灶家必用之。安神解毒，坠痰杀虫，乌须，制为梳，以梳须。明目。

铅丹：即黄丹。用黑铅加硝、黄、盐、矾炼成。咸，寒，沉重，味兼盐、矾。内用坠痰去怯，消积杀虫，治惊疳疟痢；外用解热拔毒，去瘀长肉。熬膏必用之药。用水漂去盐硝砂石，微火炒紫色，摊地上，去火毒用。

铅粉：主治略同。亦名胡粉、锡粉。李时珍曰：铅粉亦可代铅丹熬膏。然未经盐矾火煅，又有豆粉、蛤粉杂之，只入气分，不能入血分也。

铁 重，坠痰，镇惊

辛，平，重坠。镇心平肝，定惊疗狂，消痈解毒。诸药多忌之。李时珍曰：补肾药尤忌之。

畏磁石、皂荚。皂荚木作薪，则釜裂。煅时砧上打落者名铁落。《素问》用治怒狂。如尘飞起者名铁精。器物生衣者名铁锈。盐、醋浸出者名铁华。李时珍曰：大抵借金气以平木、坠下解毒，无他义也。

针砂：消水肿黄疸，散瘿瘤，乌髭发。乌须方多用之。

蜜陀僧 重，镇惊，劫痰，消积

辛，咸，小毒。感银铅之气而结。坠痰镇惊，止血散肿，消积杀虫，疗肿毒，愈冻疮。熟桐油调敷。解狐臭。油调搭腋。以馒头蒸热劈开，掺末夹腋下亦佳。染髭须。

出银坑难得。今用者乃倾银炉底。入药煮一伏时。

丹砂　　重，镇心，定惊，泻热

体阳性阴。内含阴汞。味甘而凉，色赤属火。性反凉者，离中虚、有阴也。味不苦而甘者，火中有土也。泻心经邪热，心经血分主药。镇心清肝，明目发汗，汗为心液。定惊祛风，辟邪。钱丕少卿多恶梦，遇推官胡用之，胡曰：昔常患此，有道士教戴灵砂而验。逐解髻中绛囊授之，即夕无梦。解毒。胎毒、痘毒宜之。止渴安胎。《博救方》：水煮一两，研，酒服，能下死胎。李时珍曰：同远志、龙骨之类养心气；同丹参、当归之类养心血；同地黄、枸杞之类养肾；同厚朴、川椒之类养脾；同南星、川乌之类祛风。○多服反令人痴呆。

辰产，明如箭镞者良。名箭头砂。细研，水飞三次用。生用无毒，火炼则有毒，服饵常杀人。恶磁石，畏盐水，忌一切血。郑康成注《周礼》，以丹砂、雄黄、石胆、矾石、磁石为五毒，古人用以攻疡。

水银　　重，外用杀虫

辛，寒，阴毒。功专杀虫。治疮疥虮虱。性滑重，且入肉，头疮切不可用，恐入经络，令人筋骨拘挛。解金银铜锡毒。能杀五金。堕胎绝孕。

从丹砂烧煅而出。畏磁石、砒霜。得铅则凝，得硫则结，并枣肉入唾研则碎。散失在地者，以花椒、茶末收之。

轻粉　　燥，劫痰涎，外用杀虫

辛，冷。时珍曰：燥有毒。杀虫治疮，劫痰消积。能消涎积。十枣汤加大黄、牵牛、轻粉，名三花神佑散。善入经络，瘰疬药多用之。不可过服常用。时珍曰：水银阴毒，用火煅丹砂而出。再加盐、矾，炼为轻粉。轻扬燥烈，走而不守。今人用治杨梅毒疮。虽能劫风痰湿热，从牙缝出，邪郁暂解，然毒气窜入经络，筋骨血液耗亡，筋失所养，变为筋挛骨痛，痈肿疳漏，遂成废锢，贻害无穷。上下齿龈，属手足阳明肠胃经。毒气循经上行，至齿龈薄嫩之处而出。

土茯苓、黄连、黑铅、铁浆、陈酱，能制其毒。

空青　　重，明目

甘酸而寒。益肝明目，通窍利水。
产铜坑中。大块中空有水者良。

云母 <small>补中</small>

甘平属金，色白入肺。下气补中，坚肌续绝。治劳伤疟痢，疮肿痈疽。<small>同黄丹熬膏贴之。《千金翼》用傅金疮。青城山人康道丰有云母粉方，能治百病。</small>

有五色，以色白光莹者为上。古人亦有炼服者。<small>云母入火，经时不焦，入土不腐，故云服之长生。</small>使泽泻，恶羊肉。

石膏 <small>体重，泻火；气轻，解肌</small>

甘辛而淡，体重而降。足阳明经<small>胃</small>大寒之药。色白入肺，兼入三焦。<small>诸经气分之药。</small>寒能清热降火，辛能发汗解肌，甘能缓脾益气，生津止渴。治伤寒郁结无汗，阳明头痛，发热恶寒，日晡潮热，肌肉壮热，<small>《经》云：阳盛生外热。</small>小便赤浊，大渴引饮，中暑自汗，<small>能发汗，又能止自汗。</small>舌焦<small>胎厚</small>无津牙痛，<small>阳明经热，为末擦牙齿。</small>又胃主肌肉，肺主皮毛，为发斑、发疹之要品。<small>色赤如锦纹者为斑，隐隐见红点者为疹，斑重而疹轻。率由胃热，然亦有阴阳二症，阳症宜用石膏。又有内伤阴症见斑疹者，微红而稀少，此胃气极虚，逼其无根之火游行于外，当补益气血，使中有主，则气不外游，血不外散。若作热治，死生反掌，医者宜审。</small>但用之挑少，则难见功。<small>白虎汤以之为君，或自一两加至四两。竹叶、麦冬、知母、粳米，亦加四倍。甚者加芩、连、柏，名三黄石膏汤。虚者加人参，名人参白虎汤。</small>然能寒胃，胃弱血虚及病邪未入阳明者禁用。<small>成无己解大青龙汤曰：风、阳邪伤卫；寒，阴邪伤营。营卫阴阳俱伤，则非轻剂所能独散，必须重轻之剂同散之，乃得阴阳之邪俱去，营卫俱和。石膏乃重剂，而又专达肌表也。【质重气轻。又成氏以桂麻为轻剂，石膏为重剂也。】东垣曰：石膏足阳明药，仲景用治伤寒阳明症，身热、目痛、鼻干、不得卧，邪在阳明，肺受火制，故用辛寒以清肺气。所以有白虎之名，肺主西方也。按：阳明主肌肉，故身热；脉交頞中，故目痛；脉起于鼻，循鼻外，金燥，故鼻干；胃不和，则卧不安，故不得卧。然亦有阴虚发热，及脾胃虚劳，伤寒阴盛格阳，内寒外热，类白虎汤症，误投之不可救也。按：阴盛格阳，阳盛格阴二症，至为难辨。盖阴盛极而格阳于外，外热而内寒；阳盛极而格阴于外，外冷而内热。《经》所谓重阴必阳，重阳必阴，重寒则热，重热则寒是也。当于小便分之：便清者，外虽燥热，而中实寒；便赤者，外虽厥冷，而内实热也。再看口中之燥润，及舌苔之浅深，胎黄黑者为热，宜白虎汤。然亦有胎黑属寒者，舌无芒刺，口有津液也，急宜温之。误投寒剂则殆矣。</small>

亦名寒水石。<small>时珍曰：古方所用寒水石是凝水石，唐宋诸方用寒水石即石膏。凝水石乃盐精渗入土中，年久结成，清莹有棱，入水即化。辛咸大寒，治时气热盛，口渴水肿。</small>莹白者良。研细，甘草水飞用。近人因其寒，或用火煅，则不伤胃。

味淡难出，若入煎剂，须先煮数十沸。鸡子为使，忌巴豆、铁。

滑石 滑，利窍；通、行水；体重，泻火气；轻，解肌

滑利窍，淡渗湿，甘益气、补脾胃，寒泻热，降心火。色白入肺，上开腠理而发表，肺主皮毛。下走膀胱而行水，通六府九窍津液，为足太阳经本药。膀胱。治中暑积热，呕吐烦渴，黄疸水肿，脚气淋闭，偏主石淋。水泻热痢，六一散加红曲治赤痢，加干姜治白痢。吐血衄血，诸疮肿毒，为荡热除湿之要剂。消暑散结，通乳滑胎。时珍曰：滑石利窍，不独小便也。上开腠理而发表，是除上中之湿热；下利便溺而行水，是除中下之湿热。热去则三焦宁而表里和，湿去则阑门通而阴阳利矣。【阑门分别清浊，乃小肠之下口。】河间益元散，通治上下表里诸病，盖是此意。益元散，一名天水散，一名六一散，取天一生水，地六成之之义。滑石六钱，甘草一钱，或加辰砂。〇滑石治渴，非实止渴，资其利窍，渗去湿热，则脾胃中和而渴自止耳。若无湿，小便利而渴者，内有燥热，宜滋润。或误服此，则愈亡其津液而渴转甚矣。故王好古以为至燥之剂。

白而润者良。石韦为使，宜甘草。走泄之性，宜甘草以和之。

朴硝、芒硝 朴硝，即皮硝。大泻，润燥，软坚

辛能润燥，咸能软坚，苦能下泄，大寒能除热。朴硝酷涩性急，芒硝经炼稍缓。能荡涤三焦、肠胃实热，推陈致新。按：致新则泻亦有补，与大黄同。盖邪气不除，则正气不能复也。治阳强之病，伤寒，《经》曰：人之伤于寒也必病热，盖寒郁而为热也。疫痢，积聚结癖，留血停痰，黄疸淋闭，瘰疬疮肿，目赤障翳。通经堕胎。丰城尉家有猫，子死腹中，啼叫欲绝。医以硝灌之，死子即下。后有一牛，亦用此法得活。本用治人，治畜亦验。《经疏》曰：硝者，消也。五金八石皆能消之，况脏腑之积聚乎？其直往无前之性，所谓无坚不破，无热不荡者也。病非热邪深固，闭结不通，不可轻投，恐误伐下焦真阴故也。成无己曰：热淫于内，治以咸寒。气坚者以咸软之，热盛者以寒消之。故仲景大陷胸汤、大承气汤、调胃承气汤，皆用芒硝以软坚，去实热。结不至坚者，不可用也。佐之以苦，故用大黄相须为使。许誉卿曰：芒硝消散，破结软坚。大黄推荡，走而不守。故二药相须，同为峻下之剂。王好古曰：本草言芒硝堕胎，然妊娠伤寒可下者，兼用大黄以润燥，软坚泻热，而母子相安。《经》曰：有故无殒，亦无殒也，此之谓欤！谓药自病当之，故母与胎俱无患也。

硝能柔五金，化七十二种石为水。生于卤地，刮取煎炼。在底者为朴硝，在上有芒者为芒硝，有牙者为马牙硝，置风日中，消尽水气，轻白如粉，为风化硝。大黄为使。《本经》《别录》朴硝、硝石虽分二种，而气味

主治略同。后人辨论纷然，究无定指。李时珍曰：朴硝下降，属水性寒；硝石为造炮焰硝，上升属火性温。昂按：世人用硝，从未有取其上升而温者。李氏之说，恐非确论。

玄明粉　泻热，润燥，软坚

辛甘而冷。去胃中之实热，荡肠中之宿垢。润燥破结，消肿明目。血热去，则肿消而目明。昂按：泻痢不止，用大黄、玄明粉以推荡之，而泻痢反止。盖宿垢不净，疾终不除，《经》所谓通因通用也。

朴硝煎化，用莱菔煮，再同甘草煎，入罐火煅，以去其咸寒之性。阴中有阳，性稍和缓。大抵用代朴硝，若胃虚无实热者禁用。俱忌苦参。

太阴玄精石　泻热，补阴

太阴之精，咸寒而降。治上盛下虚，救阴助阳，有扶危拯逆之功。正阳丹，用治伤寒壮热。来复丹，用治伏暑热泻。

出解池、通、泰积盐处。咸卤所结，青白莹彻，片皆六棱者良。今世用者，多是绛石。

赤石脂　重，涩，固大小肠

甘而温，故益气生肌而调中。酸而涩，故收湿，《独行方》煅末，傅小儿脐中汁出赤肿。止血而固下。《经疏》云：大小肠下后虚脱，非涩剂无以固之。其他涩药轻浮，不能达下，惟赤石脂体重而涩，直入下焦阴分，故为久痢泄癖要药。仲景桃花汤用之，加干姜、粳米。疗肠癖泄痢，崩带遗精，痛痔溃疡，收口长肉，催生下胞。《经疏》云：能去恶血，恶血化，则胞胎无阻。东垣云：胞胎不出，涩剂可以下之。又云：固肠胃有收敛之能，下胎衣无推荡之峻。

细腻粘舌者良。赤入血分，白入气分。五色石脂入五脏。研粉，水飞用。恶芫花。畏大黄。

禹馀粮　重，涩，固下

甘，平，性涩。手足阳明大肠、胃血分重剂。治欬逆下痢，血闭癥瘕血崩，能固下。李知先云：下焦有病人难会，须用馀粮、赤石脂。又能催生。

石中黄粉，生于池泽。无砂者良。牡丹为使。

浮石　一名海石。泻火，软坚

咸润下，寒降火。色白体轻，入肺清其上源，肺为水之上源。止渴止嗽，通淋软坚，除上焦痰热，消瘿瘤结核。顽痰所结，咸能软坚。俞琰《席上腐谈》云：肝属木，当浮而反沉；肺属金，当沉而反浮，何也？肝实而肺虚也。故石入水则沉，而南海有浮水之石；木入水则沉，而南海有沉水之香。虚实之反如此。

水沫日久结成。海中者味咸更良。

蓬砂　润，生津，去痰热

甘、微咸，凉。色白质轻，故除上焦胸膈之痰热，生津止嗽。治喉痹、口齿诸病。初觉喉中肿痛，含化咽津，则不成痹。能柔五金而去垢腻，故治噎膈积块，结核努肉，目翳骨哽。咸能软坚，含之咽汁。

出西番者，白如明矾。出南番者，黄如桃胶。能制汞、哑铜。蓬砂、硇砂，并可作金银焊。

硇砂　硇，音铙。泻，消肉积

咸、苦、辛，热，有毒。消食破瘀。治噎膈癥瘕，去目翳努肉，暖子宫，助阳道。性大热，能烂五金。《本草》称其能化人心为血，亦甚言不可多服耳。凡煮硬肉，投少许即易烂，故治噎膈、癥瘕、肉积有殊功。《鸡峰方》云：人之脏腑，多因触冒成病，而脾胃最易受触。饮食过多，则停滞难化。冷热不调，则呕吐泻痢，而膏粱者为尤甚。口腹不节，须用消化药。或言饮食既伤于前，难以毒药反攻其后，不使硇砂、巴豆等，只用曲蘖之类。不知古今立方用药，各有主对。曲蘖只能消化米谷，如伤肉食，则非硇砂、阿魏不能治也；如伤鱼蟹，须用橘叶、紫苏、生姜；伤菜果，须用丁香、桂心；伤水饮，须用牵牛、芫花。必审所伤之因，对用其药，则无不愈。其间多少，则随患人气血以增损之而已。又有虚人沉积，不可直取，当以蜡匮其药。盖蜡能久留肠胃，又不伤气，能消蠹至尽也。又有脾虚饮食迟化者，止宜助养脾胃，自能消磨，更不须用克化耳。病久积而成癥瘕者，须用三棱、鳖甲之类。寒冷成积者，轻则附子、厚朴，重则礜石、硫黄。瘀血结块者，则用大黄、桃仁之类，用者详之。

出西戎。乃卤液结成，状如盐块，置冷湿处即化。白净者良。水飞过，醋煮干如霜用。畏酸。忌羊血。

磁石　重，补肾

辛，咸。色黑属水，能引肺金之气入肾。补肾益精，除烦祛热，通耳明目。耳为肾窍，肾水足，则目明。治羸弱周痹，骨节酸痛，肾主骨。惊痫，重镇怯。肿核，咸软坚。误吞针铁。末服。止金疮血。《十剂》曰：重可去怯，慈石、铁粉之属是也。《经疏》云：石药皆有毒，独磁石冲和，无悍猛之气，又能补肾益精。然体重，渍酒优于丸散。时珍曰：一士病目渐生翳，珍以羌活胜湿汤加减，而以磁朱丸佐之，两月而愈。盖磁石入肾，镇养真阴，使神水不外移；朱砂入心，镇养心血，使邪火不上侵；佐以神曲，消化滞气，温养脾胃生发之气，乃道家黄婆媒合婴、姹之理。方见孙真人《千金方》，但云明目，而未发出用药微义也。【黄婆，脾也；姹女，心也；婴儿，肾也】。

色黑能吸铁者真。火煅醋淬，碾末水飞，或醋煮三日夜用。柴胡为使。杀铁、消金，恶牡丹。

礞石 重，泻痰

甘、咸，有毒，体重沉坠。色青入肝，制以硝石，能平肝下气，为治惊利痰之圣药。吐痰水上，以石末掺之，痰即随下。王隐君有礞石化痰丸，能治百病。礞石、焰硝各二两，煅研，水飞净一两，大黄酒蒸八两，黄芩酒洗八两，沉香五钱，为末，水丸，量虚实服。时珍曰：风木太过，来制脾土。气不运化，积滞生痰，壅塞上中二焦，变生诸症。礞石重坠，硝性疏快，使痰积通利，诸症自除。气弱脾虚者禁服。

坚细青黑，中有白星点。硝石、礞石等分，打碎拌匀，入坩锅煅至硝尽、石色如金为度。如无金星者不入药。研末水飞，去硝毒用。

代赭石 重，镇虚逆，养阴血

苦，寒。养血气，平血热，入肝与心包，专治二经血分之病，吐衄崩带，胎动产难，小儿慢惊。赭石半钱，冬瓜仁汤调服。金疮长肉。仲景治伤寒汗吐下后，心下痞鞕噫气【鞕，音硬；噫，音嗳】，用代赭旋覆汤。取其重以镇虚逆，赤以养阴血也。今人用治膈噎甚效。

煅红醋淬，水飞用。干姜为使。畏雄、附。

花乳石 涩，止血

酸涩，气平。专入肝经血分。能化瘀血为水，止金疮出血。刮末傅之即合，仍不作脓。《局方》治损伤诸血，胎产恶血血运，有花乳石散。下死胎胞衣。恶血化则胞胎无阻。

出陕华、代地。体坚色黄。煅研，水飞用。

炉甘石　燥温，治目疾

甘温。阳明胃经药。受金银之气，金胜木，燥胜湿，故止血消肿，收湿除烂，退赤去翳，为目疾要药。

产金银坑中，金银之苗也。状如羊脑，松似石脂。能点赤铜为黄。今之黄铜，皆其所点也。煅红，童便淬七次，研粉，水飞用。

阳起石　重，补肾命

咸，温。补右肾命门。治阴痿精乏，子宫虚冷，腰膝冷痹，水肿癥瘕。寇宗奭曰：凡石药冷热皆有毒，宜酌用。按：《经》曰：石药发癫，芳草发狂。芳草之气美，石药之气悍。二者相遇，恐内伤脾。

出齐州阳起山，云母根也。虽大雪遍境，此山独无。以云头雨脚、鹭鸶毛、色白滋润者良。真者难得。火煅醋淬七次，研粉，水飞用。亦有用烧酒、樟脑升炼取粉者。桑螵蛸为使，恶泽泻、菌桂，畏兔丝子，忌羊血。

钟乳　补阳

甘，温。阳明气分药胃。木石之精。强阴益阳，通百节，利九窍，补虚劳，下乳汁。服之令人阳气暴充，饮食倍进，形体壮盛。然其性慓悍，须命门真火衰者可偶用之。若藉以恣欲，多服久服，不免淋浊痈疽之患。

出洞穴中，石液凝成，下垂如冰柱。通中轻薄，如鹅翎管，碎之如爪甲光明者真。炼合各如本方。蛇床为使。恶牡丹，畏紫石英，忌参、术、羊肉、葱、蒜、胡荽。

白石英　重，润肺

甘、辛，微温。肺、大肠经气分之药。润以去燥，利小便，实大肠。治肺痿吐脓，欬逆上气。但系石类，只可暂用。《十剂》曰：湿可去枯，白石英、紫石英之属是也。【湿，即润也】。按：润药颇多，石药终燥，而徐之才取二石英为润剂，存其意可也。

白如水晶，如紫石英而差大。

紫石英 重，镇心，润，补肝

甘，平。性温而补，重以去怯，湿以去枯。入心肝血分，故心神不安，肝血不足，女子血海虚寒不孕者宜之。冲为血海，任主胞胎。《经疏》云：女子系胞于肾及心包络，虚则风寒乘之，故不孕。紫石英辛温走二经，散风寒，镇下焦，为暖子宫之要药。

色淡紫莹彻，五棱。火煅醋淬七次，研末水飞用。二英俱畏附子，恶黄连。五色石英，各入五脏。

雄黄 重，解毒，杀虫

辛，温，有毒。得正阳之气，入肝经气分。搜肝强脾，散百节大风，杀百毒，辟鬼魅。治惊痫痰涎，头痛眩运，暑疟澼痢，泄泻积聚。虞雍公道中冒暑，泄痢连月，梦至仙居，延之坐。壁中有词云：暑毒在脾，湿气连脚。不泄则痢，不痢则疟。独炼雄黄，蒸饼和药。甘草作汤，食之安乐。别作治疗，医家大错。如方服之遂愈。又能化血为水，燥湿杀虫，治劳疳疮疥蛇伤。

赤似鸡冠，明彻不臭，重三五两者良。孕妇佩之，转女为男。醋浸，入莱菔汁煮，干用。生山阴者名雌黄，功用略同。劣者名熏黄，烧之则臭，只堪熏疮疥，杀虫虱。

石硫黄 燥，补阳，杀虫

味酸有毒。大热纯阳。硫黄阳精极热，与大黄极寒，并号将军。补命门真火不足。性虽热而疏利大肠，与燥涩者不同。热药多秘，惟硫黄暖而能通；寒药多泄，惟黄连肥肠而止泻。若阳气暴绝，阴毒伤寒，久患寒泻，脾胃虚寒，命欲垂尽者用之，亦救危妙药也。治寒痹冷癖，足寒无力，老人虚秘，《局方》用半硫丸。妇人阴蚀，小儿慢惊。暖精壮阳，杀虫疗疮。辟鬼魅，化五金，能干汞。王好古曰：太白丹、来复丹皆用硫黄，佐以硝石。至阳佐以至阴，与仲景白通汤佐以人尿、猪胆汁同意。所以治内伤生冷，外冒暑湿、霍乱诸病，能除拒格之寒，兼有伏阳，不得不尔。如无伏阳，只是阴虚，更不必以阴药佐之。《夷坚志》云：唐与正亦知医，能以意治病。吴巡检病不得溲，卧则微通，立则不能涓滴，遍用通药不效。唐问其平日自制黑锡丹常服，因悟曰：此必结砂时，硫飞去，铅不死，铅砂入膀胱，卧则偏重犹可溲，立则正塞水道，故不通。取金液丹三百粒，分十服，瞿麦汤下。铅得硫则化，水道遂通。家母舅童时亦病溺涩，服通淋药罔效。老医黄五聚视之曰：此乃外皮窍小，故溺时艰难，非淋症也。以牛骨作楔，塞于皮端，窍渐展开，勿药而愈。使重服通利药，得不更变他症乎？乃知医理非一端也。〇硫能化铅为水，修炼家尊之为金液丹。

番舶者良。难得。取色黄坚如石者，以莱菔剜空，入硫合定，糠火煨熟，去其臭气；以紫背浮萍煮过，消其火毒；以皂荚汤淘其黑浆。一法绢袋盛，酒煮三日夜。一法入猪大肠烂煮三时用。畏细辛、诸血、醋。

土硫黄：辛热、腥臭，只可入疮药，不可服饵。

石蟹　重，泻，明目

咸寒。治青盲目翳，天行热疾，解一切金石药毒。醋磨，傅痈肿。出南海。身全是蟹而质石也。细研，水飞用。

无名异　重，和血，行伤

咸入血，甘补血。治金疮折伤，痈疽肿毒。醋磨涂。止痛生肌。人受杖时，须服三五钱，不甚痛伤。

生川广。小黑石子也，一包数百枚。

礜石　重，燥，祛寒积

辛，热，有大毒。治坚癖痼冷，寒湿风痹。苏恭曰：攻积冷之病最良。《别录》曰：不炼服杀人。此石生于山，无雪，令水不冰。时珍曰：性气与砒石相近。《博物志》言鹳伏卵时，取此石暖足。谬也！

有苍、白数种，火烧但解散，不能脱其坚。置水不冻者真。恶羊血。

砒石　大燥，劫痰

辛、苦而咸。大热大毒，砒霜尤烈。专能燥痰，可作吐药。疗风痰在胸膈，截疟除哮。外用蚀败肉，杀虫枯痔。

出信州，故名信石，衡州次之。锡之苗也。故锡壶亦云有毒。生者名砒黄，炼者名砒霜。畏绿豆、冷水、羊血。

石灰　重，燥湿，止血，生肌

辛，温，性烈。能坚物散血，定痛生肌，止金疮血。腊月用黄牛胆汁和，纳胆中，阴干用。杀疮虫。有人脚肚生一疮，久遂成漏，百药不效，自度必死。一村人见之曰：此鳝漏也。以石灰温泡熏洗，觉痒即是也。洗不数次，遂愈。**蚀恶肉，灭瘢疵**。和药点痣。**解酒酸**。酒家多用之，然有灰之酒伤人。**内用止泻痢崩带，收阴挺**、阴肉挺出，亦名阴菌。或产后玉门不闭，熬黄，水泡，澄清暖洗。**脱肛，消积聚结核**。

风化者良。圹灰，火毒已出，主顽疮脓水淋漓，敛口尤妙。

白矾 涩，燥湿，坠痰

酸、咸而寒，性涩而收。**燥湿追涎，化痰坠浊，解毒生津，除风杀虫，止血定痛，通大小便，蚀恶肉，生好肉，除痼热在骨髓**。髓为热所劫则空，故骨痿而齿浮。**治惊痫黄疸，血痛喉痹，齿痛风眼，鼻中瘜肉，崩带脱肛，阴蚀阴挺**，阴肉挺出，肝经之火。**疗肿痛疽，瘰疬疥癣，虎犬蛇虫咬伤**。

时珍曰：能吐风热痰涎，取其酸苦涌泄也。治诸血痛、阴挺、脱肛、疮疡，取其酸涩而收也。治风眼、痰饮、泄痢、崩滞，取其收而燥湿也。治喉痹、痈蛊、蛇伤，取其解毒也。**多服损心肺，伤骨**。寇宗奭曰：却水故也。书纸上，水不能濡，故知其性却水也。李迅曰：凡发背，当服蜡矾丸以护膜，防毒气内攻。矾一两，黄蜡七钱，溶化和丸。每服十丸，渐加至二十丸，日服百丸则有力。此药护膜托里、解毒化脓功甚大。以白矾、茶芽捣末冷水服，解一切毒。

取洁白光莹者，煅用。又法，以火煅地，洒水于上，取矾布地，以盘覆之，四面灰拥一日夜，矾飞盘上，扫收之，为矾精。未尽者更如前法。再以陈苦酒醋也化之，名矾华。七日可用，百日弥佳。**甘草为使，畏麻黄，恶牡蛎**。生用解毒，煅用生肌。

胆矾 一名石胆。宣，吐风痰；涩，敛咳逆

酸涩、辛，寒。**入少阳胆经**。性敛而能上行，涌吐风热痰涎，发散风木相火。**治喉痹**，醋调咽，吐痰涎立效。**咳逆，痉痫崩淋。能杀虫，治牙虫、疮毒、阴蚀**。

产铜坑中，乃铜之精液。故能入肝、胆治风木。**磨铁作铜色者真**。形似空青，鸭嘴色为上。市人多以醋揉青矾伪之。**畏桂、芫花、辛夷、白微**。

皂矾 一名绿矾。涩，燥湿，化痰

酸涌、涩收。**燥湿化痰、解毒杀虫之功，与白矾同，而力差缓**。主

治略同白矾，利小便，消食积，同健脾消食药为丸。散喉痹。醋调咽汁。时珍曰：胀满、黄肿、疟痢、痔疾方，往往用之。其源则自仲景用矾石、硝石治女劳黄疸方中变化而来。

深青莹净者良。煅赤用。煅赤名绛矾，能入血分，伐肝木，燥脾湿。张三丰治肿满，有伐木丸：苍术二斤，米泔浸，黄酒、面曲四两炒，绛矾一斤，醋拌晒干，入瓶，火煅为末，醋糊丸，酒下。或云皂矾乃铜之精液，用醋制以平肝，胜于针铁。不必忌盐，后亦不发。多服令人泻。

青盐　　即戎盐。补肾，泻血热

甘咸而寒。入肾经，助水脏，平血热。治目痛赤涩，吐血溺血，齿舌出血，坚骨固齿。擦牙良。明目乌须。余同食盐。

出西羌。不假煎炼，方棱、明莹、色青者良。

食盐　　泻热，润燥，补心，通二便；宣，引吐

咸、甘、辛，寒。咸润下，故通大小便；咸走血而寒胜热，故治目赤痛肿，血热热疾；咸补心，故治心虚。以水制火，取既济之义，故补心药用盐炒。一人病笑不休，用盐煅赤投沸，饮之而瘳。《经》曰：神有余则笑不休。神，心火也。用盐，水制火也。一妇病此半年，张子和亦用此法而愈。咸入肾而主骨，故补肾药用盐汤下。故坚肌骨，治骨病齿痛。擦牙亦佳，清火固齿。齿缝出血，夜以盐厚傅龈上，沥涎尽乃卧。或问咸能软坚，何以坚肌骨？不知骨消筋缓，皆因湿热。热淫于内，治以咸寒。譬如生肉易溃，得盐性咸寒，则能坚久不坏也。咸润燥而辛泄肺，煎盐用皂角收，故味微辛。故治痰饮喘逆。《本经》：治喘逆，惟哮症忌之。咸软坚，故治结核积聚。又能涌吐、醒酒水胜火解毒，火热即毒也，能散火凉血。杀虫。浙西将军中蜮毒，每夕蜮鸣于体。一僧教以盐汤浸身，数次而愈。定痛止痒。体如虫行，风热也，盐汤浴三四次佳。亦治一切风气。凡汤火伤，急以盐末掺之，护肉不坏，再用药傅。多食伤肺走血，渗津发渴。《经》曰：咸走血，血病毋多食咸。食咸则口干者，为能渗胃中津液也。凡血病哮喘、水肿、消渴人为大忌。盐品颇多：江淮南北盐生于海，山西解州盐生于池，四川、云南盐生于井，戎盐生于土，光明盐或生于阶州山崖，或产于五原盐池。状若水晶，不假煎炼，一名水晶盐。石盐生于石，木盐生于树，蓬盐生于草。造化之妙，诚难穷矣。

急流水　　通

性速而趋下，通二便，风痹药宜之。昔有病小便闭者，众不能瘥。张子和易

以急流之水煎前药，一饮而溲。时珍曰：天下之水，灭火濡枯则同。至于性从地变，质与物迁，未尝同也。

逆流回澜水 _宣

性逆而倒上，中风卒厥，宣吐痰饮之药宜之。

甘烂水 _补

用流水以瓢扬万遍，亦曰劳水。水性咸而重，劳之则甘而轻。仲景用煎伤寒劳伤等药，取其不助肾气而益脾胃也。

井泉水 _补

将旦首汲，曰井华水。出甃未放，曰无根水。无时初出，曰新汲水。解热闷烦渴。凡热病不可解者，新汲水浸青衣互熨之，妙。心闷汗出，新汲水蜜和饮，妙。煎补阴之药宜之。井以有地脉山泉者为上，从江湖渗来者次之。其城市近沟渠污秽者，咸而有醶。煮粥煎茶，味各有异，以之入药，其可无择乎？

百沸汤 _{宣，助阳气}

助阳气，行经络。汪颖曰：汤须百沸者佳。寇宗奭曰：患风冷气痹人，以汤淋脚至膝，厚覆取汗，然别有药，特假阳气而行耳。四时暴泻痢，四肢脐腹冷，坐深汤中，浸至膝上。生阳之药，无速于此。张从正曰：凡伤风寒、酒食，初起无病，便饮太和汤，或酸虀水，揉肚探叶，汗出即已。昂按：感冒风寒，而以热汤澡浴，亦发散之一法。故《内经》亦有可汤熨、可浴，及摩之、浴之之文。《备急方》治心腹卒胀痛欲死，煮热汤以渍手足，冷即易之。

阴阳水 _{一名生熟水。宣，和阴阳}

治霍乱吐泻有神功。阴阳不和而交争，故上吐下泻而霍乱。饮此辄定者，分其阴阳，使和平也。按：霍乱有寒热二症，药中能治此者甚多，然未尝分别言之。仓卒患此，脉候未审，慎勿轻投偏热寒之剂。曾见有霍乱服姜汤而立毙者，惟饮阴阳水为最稳。霍乱邪在上焦则吐，邪在下焦则泻，邪在中焦则吐泻兼作，此湿霍乱，症轻易治。又有心腹绞痛、不得吐泻者，名干霍乱，俗名绞肠沙，其死甚速。古方用盐熬热，童便调饮，极为得治。勿与谷食，即米汤下咽亦死。

以沸汤半钟，井水半钟，和服。

黄虀水 宣，涌吐

酸、咸。吐痰饮、宿食。酸苦涌泄为阴也。

露水 润肺

甘，平。止消渴。宜煎润肺之药。秋露造酒最清冽。百花上露，令人好颜色。霜杀物，露滋物，性随时异也。露能解暑，故白露降则处暑矣。疟必由于暑，故治疟药，露一宿服。

腊雪水 泻热

甘，寒。治时行瘟疫。宜煎伤寒、火喝音谒，伤暑之药。抹痱良。

冰 泻热

甘，寒。太阴之精，水极似土。伤寒阳毒热甚昏迷者，以一块置膻中两乳中间良。解烧酒毒。陈藏器曰：盛夏食冰，与气候相反，冷热相激，却致诸疾。宋徽宗食冰太过，病脾疾，国医不效。杨介进大理中丸。上曰：服之屡矣。介曰：病因食冰，臣请以冰煎此药，治受病之源也。果愈。

地浆 泻热，解毒

甘，寒。治泻痢冷热、赤白，腹内热毒绞痛。解一切鱼肉菜果、药物、诸菌毒，菌，音郡，生朽木湿地上。亦名蕈，音寻，上声。及虫蜞入腹，如误食马蟥蜞入腹，生子为患，用地浆下之。中喝暑热卒死者。取道上热土围脐，令人尿脐中，以热土、大蒜等分，捣水去渣，灌之即活。

以新水沃黄土搅浊，再澄清用。凡跌打损伤，取净土蒸热，以布裹，更互熨之。勿大热，恐破肉。虽瘀血凝积，气绝欲死者亦活。宋徽宗皇子病瘈疭，国医不能治。钱乙进黄土汤而愈。帝问其故，对曰：以土伏水，水得其平，风自止矣。

孩儿茶 泻热，生津；涩，收湿

苦涩。清上膈热，化痰生津，止血收湿，定痛生肌。涂金疮口疮，蓬砂等分。阴疳痔肿。

出南番。云是细茶末，纳竹筒，埋土中，日久取出，捣汁熬成。块小润泽者上，大而枯者次之。

百草霜 <small>轻，止血，消积</small>

辛，温。止血，<small>鼻衄者，水调涂之。红见黑则止，水克火也。</small>消积。治诸血病，伤寒阳毒发斑，疟膈疟痢，咽喉、口舌、白秃诸疮。<small>时珍曰：皆兼取火化从治之义。</small>

灶突上烟煤。

墨 <small>轻</small>

辛，温。止血生肌。飞丝、尘芒入目，浓磨点之。点鼻止衄。猪胆汁磨，涂诸痈肿。<small>醋磨亦可。</small>酒磨服，治胞胎不下。

伏龙肝 <small>重，调中，止血，燥湿，消肿</small>

辛，温。调中止血，去湿消肿。治欬逆反胃，吐衄崩带，尿血遗精，肠风痈肿，<small>醋调涂。</small>脐疮，<small>研傅。</small>丹毒。<small>腊月猪脂或鸡子白调傅。</small>催生下胞。<small>《博救方》：子死腹中，水调三钱服，其土当儿头上戴出。</small>

釜心多年黄土。一云灶额内火气，积久结成如石，外赤中黄。研细，水飞用。

礆 <small>一作碱　泻，磨积，去垢</small>

辛、苦涩，温。消食磨积，去垢除痰。治反胃噎膈，点痣黡疣赘。<small>与圹灰等分，用小麦秆灰汁，煎干为末。挑破痣，三点即瘥。</small>发面、浣衣多用之。

取蒿蓼之属，浸晒烧灰，以原水淋汁，每百斤入粉面二三斤，则凝淀如石。

禽兽部

鸡 <small>补</small>

属巽属木。<small>故动风。</small>其肉甘温，补虚温中。<small>日华曰：黑雌鸡补产后虚劳。马益卿曰：妊妇宜食牡鸡，取阳精之全于天也。崔行功曰：妇人产死，多是富贵扰攘，致产妇惊乱故耳。屏人静产，更烂煮牡鸡汁，作粳米粥与食，自然无恙。鸡汁性滑而濡，不食其肉，</small>

恐难化也。俗家每产后即食鸡啖卵，壮者幸无事，弱者因而致疾矣。龚云林曰：四五年老母鸡，取汤煮粥食，能固胎。

鸡冠居清高之分，其血乃精华所聚，雄而丹者属阳，故治中恶惊忤。以热血 口、涂面、吹鼻，良。本乎天者亲上，故涂口眼㖞邪。用老者，取其阳气充足也。能食百虫，故治蜈蚣、蚯蚓、蜘蛛咬毒。

鸡子：甘，平。镇心，安五脏，益气补血，清咽开音，散热定惊，止嗽止痢，醋煮食，治赤白久痢。利产安胎。胞衣不下者，吞卵黄二三枚，解发刺喉令吐，即下。多食令人滞闷。

哺雏蛋壳细研，麻油调，搽痘毒神效。

鸡肫皮一名鸡内金，一名 胵，音皮鸱：甘，平，性涩。鸡之脾也。能消水谷，除热止烦，通小肠、膀胱。治泻痢便数、遗溺溺血，崩带肠风，膈消反胃，小儿食疟。男用雌，女用雄。

鸡矢醴：微寒。下气消积，利大小便，《内经》用治蛊胀。腊月取雄鸡屎白收之。醋和，涂蚯蚓、蜈蚣咬毒。合米炒，治米癥。

乌骨鸡 补虚劳

甘平。鸡属木，而骨黑者属水，得水木之精气，故能益肝肾，退热补虚。治虚劳消渴，下痢噤口，煮汁益胃。带下崩中，肝肾血分之病。鬼卒击死者，用其血涂心下效。《睽车志》：夏侯弘捉得一小鬼，问所持何物，曰：杀人以此矛戟，中心腹者，无不辄死。弘曰：治此有方否？鬼曰：以乌鸡薄之即瘥。

骨肉俱黑者良。舌黑者骨肉俱黑。男用雌，女用雄。女科有乌鸡丸，治百病。

鸭 补阴

甘，冷。入肺肾血分，滋阴补虚，除蒸止嗽，利水道，治热痢。

白毛乌骨者，为虚劳圣药，取金肃水寒之象也。葛可久有白凤膏。老者良。酒或童便煮。

热血：解金、银、丹石、砒霜百毒，及中恶、溺死者。

卵：甘、咸，微寒。能滋阴，除心腹膈热。盐藏食，良。

五灵脂 宣，行血，止痛

甘，温，纯阴，气味俱厚。入肝经血分。通利血脉，散血和血，血闭能通，生用。经多能止。炒用。治血痹血积，血眼血痢，肠风崩中，一切血病，《图经》云：血晕者，半炒半生，水服一钱。心腹血气，一切诸痛。又能除风化痰，杀虫消积。诸痛皆属于木，诸虫皆生于风。治惊疳疟疝，蛇蝎蜈蚣伤。血虚无瘀者忌用。五灵脂一两，雄黄五钱，酒调服，淬傅患处，治毒蛇咬伤。李仲南曰：五灵脂治崩中，非正治之药，乃去风之剂。冲任经虚，被风袭伤营血，以致崩中暴下。与荆芥、防风治崩同义。方悟古人识见深远如此。时珍曰：此亦一说，但未及肝虚血滞，亦自生风之意。按：冲为血海，任主胞胎。任脉通，冲脉盛，则月事以时下，无崩漏之患，且易有子。

北地鸟名，寒号虫矢也。即鹖旦鸟。夜鸣求旦。夏月毛采五色，鸣曰"凤凰不如我"。冬月毛落，忽寒而号，曰得过且过。高士奇曰：《月令》仲冬之月，鹖鴠不鸣。似与寒号之名未协。黑色，气甚臊恶。糖心润泽者真。研末酒飞，去砂石用。行血宜生，止血宜炒。恶人参。

夜明砂 一名天鼠矢。泻，散血，明目

辛，寒。肝经血分药。活血消积。治目盲障翳，加石决明、猪肝煎，名决明夜灵散，治鸡盲眼。疟魃音奇，小儿鬼惊疳，蝙蝠及矢，并治惊疳疟痢、厥阴之病。血气腹痛。《经疏》曰：辛能散内外滞气，寒能除血热气壅。明目之外，余皆可略。吴鹤皋曰：古人每用虻虫、水蛭治血积，以其善吮血耳。若天鼠矢，乃食蚊而化者也，当亦可以攻血积。《本草》称其能下死胎，则其能攻血块也何疑？同鳖甲烧烟辟蚊。

蝙蝠矢也。食蚊，砂皆蚊眼，故治目疾。淘净焙用。恶白微、白敛。

猪 脏腑引经

水畜，咸，寒。心血：用作补心药之向导，盖取以心归心、以血导血之意。《延寿丹书》曰：猪临杀，惊气入心，绝气归肝，皆不可多食。

尾血：和龙脑冰片。治痘疮倒靥。能发之，时珍曰：取其动而不息。亦有用心血者。

肝：主藏血，补血药用之。入肝明目。雄者良。同夜明砂作丸，治雀目。雀目者，夜不能睹，湿痰及肝火盛也。

肺：补肺。治肺虚咳嗽。咳血者，蘸薏仁末食。

肚：入胃健脾。仲景治消渴，有黄连猪肚丸：用雄猪肚一枚，入黄连末五两，栝

蒌根、白粱米各四两，知母三两，麦冬二两，缝定蒸熟，丸如梧子大，每服三十丸，米饮下。《直指方》：治小儿疳热，黄连五两，入猪肝蒸烂，饭丸，米饮下，仍服调血清心药佐之。且曰：小儿之病，非疳即热，尝须识此。

肾：咸冷而通肾。治腰痛耳聋。日华曰：补水脏，暖腰膝。又曰：久食令人少子。孟诜曰：久食令人肾虚。李时珍题之，谓其咸冷能泻肾气也。昂按：枸杞、玄参、知母、黄柏，性皆寒而能补肾。猪肾乃肉食，何独泻肾若斯之酷也？古今补腰肾药，用猪肾者颇多，未见作害。大抵诸家食忌，不可尽信。《琐碎录》：猪肾一对，童便二分，酒一分，瓦罐煨，五更食之，治劳瘵，一月愈。《经验后方》：猪肾、枸杞叶、豉汁，入葱、椒、盐作羹，治阴痿羸瘦。

肠：入大肠，治肠风血痢。《奇效方》：治脏毒，有脏连丸。

胆汁：苦入心，寒胜热，滑润燥。泻肝胆之火，明目杀疳，沐发光泽。醋和，灌谷道，治大便不通。仲景治阳明症内无热者，便虽秘，勿攻。故用胆汁外导之法，不欲以苦寒伤胃府也。成无已曰：仲景治厥逆无脉，用白通汤加猪胆汁。盖阳气大虚，阴气内胜，纯与阳药，恐阴气格拒不得入。故加猪胆汁，苦入心而通脉，寒补肝而和阴，不致格拒也。昂按：此即热因寒用之义。浴初生小儿，永无疮疥。

猪脬亦作胞：治遗溺疝气，用作引经。

猪脂：甘，寒。凉血润燥，行水散风，解毒，《千金方》：凡中恶及牛肉毒、百兽肝毒，服猪脂一斤，佳。杀虫。故疮药多用之。利肠，能通大便，退诸黄。滑产。煎膏药，主诸疮。腊月者佳。古方用之最多，治咳嗽亦用之。

猪蹄：煮汤，通乳汁，加通草二两，佳。洗败疮。

悬蹄甲：治寒热痰喘，痘疮入目，五痔肠痈。古人有用左甲者，有用后甲者。

猪肉：反黄连、乌梅、桔梗，犯之泻痢。时珍曰：方有脏连丸、黄连猪肚丸，岂忌肉而不忌脏腑乎？昂按：《别录》云，猪肉闭血脉，弱筋骨，虚人肌，不可久食。陶弘景曰：猪为用最多，惟肉不可食。孙思邈曰：久食令人少子，发宿病、筋骨碎痛之气。孟诜曰：久食杀药，动风发疾。韩悬曰：凡肉皆补，惟猪肉无补。李时珍曰：南猪味厚汁浓，其毒尤甚。若将为大禁者然？然今人终日食肉，内滋外腴，子孙蕃衍，未见为害若斯之甚也。又云：合黄豆、荞麦、葵菜、生姜、胡荽、吴茱、牛肉、羊肝、龟、鳖、鲫鱼、鸡子食之，皆有忌。然看馔中合食者多，未见丝毫作害也。大抵肉能补肉，其味隽永，食之润肠胃，生精液，丰肌体，泽皮肤，固其所也。唯多食则助热生痰，动风作湿，伤风寒及病初起人为大忌耳。先王教民畜牧，养豝为先，岂故为是以厉民软？明太祖释家字之义，亦曰无豕不成家。诸家之说，稽之于古则无徵，试之于人则不验，徒令食忌不足取信于后世而已。○伤寒忌之者，以其补肌固表，油腻缠粘，风邪不能解散也。病初愈忌之者，以肠胃久枯，难受肥浓厚味也。又按：猪肉生痰，惟风痰、湿痰、寒痰忌之。如老人燥痰干咳，更须肥浓以滋润之，不可执泥于猪肉生痰之说也。

犬肉 补虚寒

酸而咸温。暖脾益胃，脾胃暖则腰肾受荫矣。补虚寒，助阳事。两肾、阴茎尤胜。黄者补脾，黑者补肾。畏杏仁，忌蒜。道家以为地厌。黄犬血，酒服二碗，治肠痈。

羊肉 补虚劳

甘，热，属火。补虚劳，益气血，壮阳道，开胃健力，通气发疮。仲景治虚羸蓐劳，有当归羊血汤。《十剂》曰：补可去弱，人参、羊肉之属是也。东垣曰：人参补气，羊肉补形。凡味同羊肉者，皆补血虚，阳生则阴长也。

青羊肝：苦寒。苏颂曰温。色青。补肝而明目。肝以泻为补。羊肝丸，治目疾加黄连。

胆：苦，寒。点风泪眼，赤障白翳。腊月入蜜胆中，纸套笼住，悬檐下，待霜出，扫取点眼。又入蜜胆中蒸之，候干，研为膏，每含少许，或点之。名二百味草花膏。以羊食百草，蜂采百花也。时珍曰：肝窍开于目，胆汁减则目暗。目者肝之外候，胆之精华也，故诸胆皆治目病。

胫骨，入肾而补骨。烧灰擦牙良。时珍曰：羊胫骨灰可以磨镜，羊头骨可以消铁。误吞铜钱者，胫骨三钱，米饮下。

羊血：解金银、丹石、砒、硫一切诸毒。

乳：甘温。补肺肾虚，润胃脘、大肠之燥。治反胃消渴，口疮舌肿，含漱。蜘蛛咬伤。有浑身生丝者，饮之瘥。

肉、肝，青羖羊良；胆，青羯羊良；乳，白羝羊良。骨煅用。反半夏、菖蒲，忌铜器。牡羊曰羖、曰羝，去势曰羯。子曰羔，羔五月曰羜。

牛肉 补脾土

甘，温，属土。安中补脾，益气止渴。倒仓法，用牡黄牛肉二十斤，洗净，煮为糜，滤去渣，熬成琥珀色。前一晚不食，至日，空腹坐密室，取汁，每饮一钟，少时又饮。积数十钟，身体觉痛。如病在上则吐，在下则利，在中则吐而利。利后必渴，即饮已溺数碗，以涤余垢。饥倦先与米饮，二日与淡粥，次与厚粥软饭，将养一月，而沉疴悉安矣。须断房事半年，牛肉五年。丹溪曰：牛，坤土；黄，中色；肉，胃药；液、无形之物也。积聚既久，回薄肠胃曲折之处，岂铢两丸散所能窥犯乎？肉液充满流行，无处不到，如洪水泛涨，一切凝滞，皆顺流而去矣。此方传于西域异人，中年后行一二次，亦却疾养寿之一助也。王纶曰：牛肉补中，非也下药。借补为泻，因泻为补，亦奇方也。丹溪治林德方咳而咯血，谓肺壅非吐不可，血耗非补不可，惟倒仓二法兼备，服之而愈。又治萧伯善便浊滑精，亦用倒仓法而愈。又治许文懿公病心痛，用燥药、灵丹、艾灸杂治，数年不效，自分为废人。丹溪先以防风通圣散下其积滞，而病稍起，思食，然两足难移。次年行倒仓法，节节应手，复生子，活十四年。又临海林兄久嗽吐红，发热消瘦，众以为瘵，百方不应。丹溪脉之，两手弦数，日轻夜重，计无所出。时冬月也，以倒仓法而安，次年生子。

牛乳：味甘，微寒。润肠胃，解热毒，补虚劳。治反胃噎膈。胃槁胃冷，脾不磨食，故气逆而成反胃。气血不足，其本也；曰痰饮，曰食积，其标也。胃槁者，滋血生津；胃冷者，温中调气。东垣曰：上焦吐者由乎气，治在和中而降气；中焦吐者由乎积，治在行气而消积；下焦吐者由乎寒，治在温中而散寒。丹溪曰：反胃噎膈，大便燥结，宜牛羊乳时时咽之，兼服四物汤为上策。不可服人乳，人乳有五味之毒，七情之火也。昂按：噎膈不通，服香燥药取快一时，破气而燥血，是速其死也。不如少服药，饮牛乳加韭汁，或姜汁，或陈酒为佳。江南臬司多公患噤口痢，粒米不进，郑莫一令服牛乳，久之亦瘥。

白水牛喉：治反胃吐食，肠结不通。除两头，去脂膜，醋浸炙末，每服一钱，陈米饮下。

酥、酪、醍醐，皆牛羊乳所作，滋润滑泽，宜于血热枯燥之人。

牛胆：内石灰于内，悬挂风处百日，治金疮良。

牛黄　泻热，利痰，凉惊

甘，凉。牛有病，在心、肝、胆之间凝结成黄，故还以治心、肝、胆之病。《经疏》云：牛食百草，其精华凝结成黄，犹人之有内丹。故能散火消痰解毒，为世神物。或云牛病乃生黄者，非也。清心解热，利痰凉惊，通窍辟邪。治中风入脏，惊痫口噤，心热则火自生焰，肝热则木自生风。风火相搏，胶痰上壅，遂致中风不语。东垣曰：中脏宜之。风中府及血脉者用之，反能引风入骨，如油入面。按：中风中脏者重，多滞九窍；中府稍轻，多著四肢。若外无六经形症，内无便溺阻隔，为中经络，为又轻。初宜顺气开痰，继宜养血活血，不宜专用风药。大抵五脏皆有风，而犯肝者为多。肝属风木而主筋，肝病不能营筋，故有舌强口噤，喎邪瘫痪，不遂不仁等症。若口开为心绝，手撒为脾绝，眼合为肝绝，遗尿为肾绝，吐沫鼻鼾为肺绝。发直头摇、面赤如妆、汗缀如珠者，皆不治。若止见一二症，犹有可治者。小儿百病，皆胎毒痰热所生。儿初生时未食乳，用三五厘，合黄连、甘草末蜜调，令咽之良。发痘堕胎。善通窍。

牛有黄，必多吼唤，以盆水承之，伺其吐出，迫喝即堕水，名生黄，如鸡子黄大，重叠可揭。轻虚气香者良。观此则非病，乃生黄矣。杀死，角中得者名角黄，心中者名心黄，肝、胆中者名肝胆黄。成块成粒，总不及生者。但磨指甲上，黄透甲者为真。骆驼黄极易得，能乱真。得牡丹、菖蒲良。聪耳明目。人参为使，恶龙骨、龙胆、地黄、常山。

白马溺　泻，杀虫，消癥

辛寒。杀虫，破癥积，治反胃。祖台之《志怪》云：昔有人与奴皆患心腹痛病，奴死，剖之得一鳖，尚活。以诸药投口中，不死。有人乘白马观之，马溺堕鳖而鳖缩，遂以灌之，即化成水。主乃服马溺而愈。

驴溺　泻，杀虫

辛，寒。杀虫，治反胃噎膈。须热饮之。张文仲《备急方》曰：昔患反胃，奉敕调治，竟不能疗。一卫士云：服驴尿极验。遂服二合，只吐一半，再服二合，食粥便定。宫中患反胃者五六人，同服之，一时俱瘥。

阿胶　平补而润

甘，平。清肺养肝，滋肾益气，肺主气，肾纳气。和血补阴，肝主血，血属阴。除风化痰，润燥定喘，利大小肠。治虚劳咳嗽，肺痿吐脓，吐血衄血，血淋血痔，肠风下痢，伤暑伏热成痢者，必用之。妊娠血痢尤宜。腰酸骨痛，血痛血枯，经水不调，崩带胎动，或妊娠下血，酒煎服。痈疽肿毒及一切风病。泻者忌用。大抵补血与液，为肺、大肠要药。寇宗奭曰：驴皮煎胶，取其发散皮肤之外。用乌者，取其属水以制热则生风之义，故又治风也。陈自明曰：补虚用牛皮胶，去风用驴皮胶。杨士瀛曰：小儿惊风后，瞳人不正者，以阿胶倍人参服最良。阿胶育神，人参益气也。按：阿井乃济水伏流，其性趋下，用搅浊水则清，故治瘀浊及逆上之痰也。

用黑驴皮、阿井水煎成。苏颂曰：《本经》阿胶亦用牛皮，是二胶可通用。牛皮胶制作不精，故不堪用。以黑光带绿色、夏月不软者真。剉炒成珠，或面炒、蛤粉炒去痰、蒲黄炒止血。酒化、水化、童便和用。得火良，山药为使，畏大黄。

黄明胶　即牛皮胶。补虚

甘，平。功与阿胶相近，亦可代用。同葱白煮服，通大便。李时珍曰：真阿胶难得，牛皮胶亦可权用。其性味皆平补，宜于虚热之人。张仲景治泻痢，好胶与

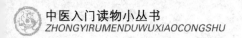

黄连、黄蜡并用。陈藏器曰：诸胶皆能疗风，补虚止泄，驴皮主风为最。《经验方》云：痈疽初起，酒顿黄明胶四两，服尽，毒不内攻。《唐氏方》加川山甲四片，烧存性用。昂谓此方若验，胜于服蜡矾丸也。

虎骨 宣，去风，健骨

味辛，微热。虎属金而制木，故啸则风生。追风健骨，定痛辟邪。治风痹拘挛疼痛，惊悸颠痫，犬咬骨哽。为末，水服。犬咬，敷患处。以头骨、胫骨良。虎虽死，犹立不仆，其气力皆在前胫。时珍曰：凡辟邪疰，治惊痫、瘟疟、头风，当用头骨。治手足风，当用胫骨。治腰脊风，当用脊骨。各从其类也。

虎肚：治反胃。取生者，存滓秽勿洗，新瓦固煅存性，为末，入平胃散一两，每服三钱，效。昂按：虎肚丸宜于食膈，若寒膈、气膈、血膈、痰膈，恐难见功。

虎睛为散，竹沥下，治小儿惊痫夜啼。

犀角 泻心胃大热

苦、酸、咸，寒。凉心泻肝，清胃中大热，祛风利痰，辟邪解毒。治伤寒时疫，发黄发斑，伤寒下早，热乘虚入胃则发斑；下迟，热留胃中亦发斑。吐血下血，畜血谵狂，痘疮黑陷，消痈化脓，定惊明目。妊妇忌之。能消胎气。时珍曰：五脏六腑，皆禀气于胃。风邪热毒，必先干之；饮食药物，必先入胃。角，犀之精华所聚，足阳明胃药也，故能入阳明，解一切毒，疗一切血，及惊狂斑痘之症。《抱朴子》云：犀食百草之毒及棘，故能解毒。饮食有毒，以角搅之，则生白沫。

乌而光润者胜，角尖尤胜。鹿取茸，犀取尖，其精气尽在是也。现成器物，多被蒸煮，不堪入药。入汤剂磨汁用，入丸散剉细。纸裹纳怀中，待热捣之立碎。《归田录》云：人气粉犀。升麻为使，忌盐。

羚羊角 泻心肝火

苦、咸，微寒。羊属火，而羚羊属木，入足厥阴肝、手太阴、少阴经肺、心。目为肝窍，此能清肝，故明目去障。肝主风，其合在筋，此能祛风舒筋，故治惊痫搐搦，骨痛筋挛。肝藏魂，心主神明，此能泻心肝邪热，故治狂越僻谬，梦魇惊骇。肝主血，此能散血，故治瘀滞恶血，血痢肿毒。相火寄于肝胆，在志为怒。《经》曰：大怒则形气绝，而血菀于上【菀，同郁】。此能下气降火，故治伤寒伏热，烦懑气逆，食噎不通。羚之性灵，而精在角，故又辟邪而解诸毒。昂按：痘科多用以清肝火，而《本草》不言治痘。

出西地。似羊而大，角有节，最坚劲，能碎金刚石与貘骨。貘，音麦，能食铁。夜宿防患，以角挂树而栖。角有挂纹者真。一边有节而疏，乃山驴、山羊，非羚也。多两角，一角者胜。到研极细，或磨用。

鹿茸　大补阳虚

甘，温。一云咸热。纯阳。生精补髓，养血助阳，强筋健骨。治腰肾虚冷，《百一方》：鹿角屑熬黄为末，酒服，主腰脊虚冷刺痛。四肢酸痛，头眩眼黑，崩带遗精，一切虚损劳伤，惟脉沉细、相火衰者宜之。

鹿角初生，长二三寸，分歧如鞍，红如玛瑙、破之如朽木者良。太嫩者，血气未足，无力。酥涂微炙用，不涂酥则伤茸。或酒炙。不可嗅之，有虫恐入鼻颡。猎人得鹿，縶之取茸，然后毙鹿，以血未散故也。最难得不破、未出血者。沈存中《笔谈》云：凡含血之物，肉易长，筋次之，骨最难长。故人二十岁，骨髓方坚。麋、鹿角无两月长至二十余斤，凡骨之长，无速于此，草木亦不及之。头为诸阳之会，钟于茸角，岂与凡血比哉！○鹿，阳兽，喜居山；麋，阴兽，喜居泽。麋似鹿，色青而大。皆性淫，一牡辄交十余牝。麋补阴，鹿补阳，故冬至麋角解，夏至鹿角解也。麋、鹿茸角，罕能分别。雷敩曰：鹿角胜麋角。孟诜、苏恭、苏颂，并云麋茸、麋胶胜于鹿。时珍曰：鹿补右肾精气，麋补左肾血液。

鹿角：咸温。生用则散热行血，消肿。醋磨，涂肿毒。为末酒服，治折伤。《医余》曰：有臁疮赤肿而痛，用黄柏凉药久不愈者，却当用温药，加鹿角灰、发灰、乳香之类。此阴阳寒暑往来之理也。辟邪，治梦与鬼交。酒服一撮，鬼精即出。能逐阴中邪气恶血。炼霜熬膏，则专于滋补。时珍曰：鹿仍仙兽，纯阳多寿，能通督脉。又食良草，故其角、肉食之，有益无损。鹿，一名斑龙。西蜀道士尝货斑龙丸，歌曰：尾闾不禁沧海竭，九转灵丹都漫说。惟有斑龙顶上珠，能补玉堂关下穴。盖用鹿茸与胶、霜也。

造胶、霜法：取新角寸截，河水浸七日，刮净，桑火煮七日，入醋少许，取角捣成霜用。其汁加无灰酒熬成膏用。畏大黄。鹿㕮，鹿相交之精也。设法取之，大补虚劳。

麝香　宣，通窍

辛，温，香窜。开经络，通诸窍，透肌骨，暖水脏。治卒中诸风诸气，诸血诸痛，痰厥惊痫。严用和云：中风不醒者，以麝香、清油灌之，先通其关。东垣曰：风病在骨髓者宜之。若在肌肉用之，反引风入骨，如油入面。时珍曰：严氏言风病必先用，东垣谓必不可用，皆非通论。若经络壅闭，孔窍不利者，安得不用为引导以开通之耶？但不可过耳。昂按：据李氏之言，似仍以严说为长。《广利方》中恶客忤垂死，麝香一钱，醋和灌之。**癥瘕瘴疟，鼻窒耳聋，目翳阴冷。辟邪解毒，杀虫堕胎。坏果败酒，治果积、酒积**。东垣曰：麝香入脾治肉，牛黄入肝治筋，冰片入肾治骨。

研用。凡使麝香，用当门子尤妙。忌蒜。不可近鼻，防虫入脑。麝见人捕之，则自剔出其香为生香，尤难得。其香聚处，草木皆黄。市人或捣荔枝核伪之。

熊胆 泻热

苦，寒。凉心平肝，明目杀虫。治惊痫五痔。涂之取瘥。

通明者佳。性善辟尘。扑尘水上，投胆少许，则豁然而开。

象皮 外用敛金疮

象肉壅肿，以刀刺之，半日即合。治金疮不合者，用其皮灰，亦可以熬膏入散。

象胆亦能辟尘，与熊胆同功。

獭肝 补肝肾，杀传尸虫

甘咸而温。益阴补虚，杀虫止嗽，治传尸鬼疰有神功。尸疰、鬼疰，乃五疰之一，变动有三十三种，乃至九十九种。其症使人寒热，沉沉默默，不知病之所苦，而无处不恶。死后传人，乃至灭门。古方有獭肝丸：獭肝烘干，炙为末，水服二钱，日二次，以瘥为度。诸肝皆有叶数，惟獭肝一月一叶，其间又有退叶，须于獭身取下，不尔多伪。吴鹤皋曰：獭，阴物，昼伏夜出，故治鬼疰。昂谓不然，缘其肝独异于他兽也。

猬皮 泻，凉血

苦，平。治肠风泻血，五痔，烧末，油调傅，水服亦佳。阴肿。脂滴耳中治聋。胆点痘后风眼。

似鼠而圆大，褐色，攒毛，外刺如栗房。煅黑存性用。

兔屎 一名明月砂。宣，明目，杀虫

杀虫明目。治痨瘵五疳，痘后生翳。

兔肝：泻肝热，故能明目。

兔肉：治消渴。《海上方》：澄汁冷饮。小儿食之稀痘疮。陶弘景曰：孕妇食之，令儿缺唇。保寿堂兔血丸，令小儿永不出痘，虽出亦稀。腊八日取生兔刺血，和荞麦面，加雄黄四五分，和丸绿豆大。初生小儿，乳汁送下二三丸，遍身发出红点，此其验也。

豭鼠矢　宣，调阴阳

甘而微寒。治伤寒劳复发热，男子阴易腹痛。妇人伤寒初愈，即与交接，毒中男人，名阴易。若女人与伤寒男子交者，名阳易。《活人》有鼠矢汤。

两头尖者，为雄鼠屎。

鼠胆：明目。汁滴耳中，治三十年老聋。陶弘景曰：鼠胆随死辄消，不易得也。

鼠肉：治儿疳鼠瘘。河间曰：鼠性善穿，而治疮瘘，因其性为用也。

鳞介鱼虫部

龙骨　涩精，固肠，镇惊

甘涩，微寒。入手足少阴心、肾、手阳明大肠、足厥阴经肝。能收敛浮越之正气，涩肠益肾，安魂镇惊，辟邪解毒。治多梦纷纭，惊痫疟痢，吐衄崩带，遗精脱肛。大小肠利，固精止汗，定喘，气不归元则喘。敛疮，皆涩以止脱之义。《十剂》曰：涩可去脱，牡蛎、龙骨之属是也。

白地锦纹，舐之粘舌者良。人或以古圹灰伪之。酒浸一宿，水飞三度用。或酒煮、酥炙、火煅，亦有生用者。又云水飞，晒干，黑豆蒸过用。否则着人肠胃，晚年作热。忌鱼及铁，畏石膏、川椒、得人参、牛黄良。许洪云：牛黄恶龙骨，而龙骨得牛黄更良，有以制伏也。

龙齿　涩，镇惊

涩，凉。镇心安魂。治大人痉癫狂热，小儿五惊十二痫。《卫生宝鉴》曰：龙齿安魂，虎睛定魄。龙属木，主肝，肝藏魂。虎属金，主肺，肺藏魄也。治同龙骨。

鲤鱼　通，行水

甘，平。下水气，利小便。治咳逆上气，脚气黄疸，妊娠水肿。古方治水肿，有鲤鱼汤、鲤鱼炙。刘河间曰：鲤之治水，鸭之利水，所谓因其气相感也。骨烧灰，疗鱼骨哽。

鲫鱼　补土和胃

甘，温。诸鱼属火，独鲫属土。土能制水，故有和胃、实肠、行水之功。作脍食，治脚气及上气。

忌麦冬、芥菜、沙糖、猪肝。

石首鱼　补，调胃

甘，平。开胃消食，治暴痢腹胀。《菽园杂记》曰：痢疾最忌油腻生冷，惟白鲞相宜。以其无脂不腻，而能消宿食、理肠胃也。

即干白鲞鱼。首中有石，故名。石治石淋。昂按：今人多以石首鱼鳔合破故纸等药为丸，名鱼鳔丸，云暖精种子，而《本草》全未之及，何也。

青鱼胆　泻热，治目疾

苦，寒，色青。入肝胆。治目疾，点眼消赤肿障翳，咽津吐喉痹痰涎，涂火热疮，疗鱼骨鲠。

腊月收，阴干。

鳢鱼胆　泻热

凡胆皆苦，惟鳢鱼胆甘。昂按：味终带苦。喉痹将死者，点入即瘥，病深者水调灌之。

俗名乌鱼，即七星鱼。首有七星，夜朝北斗，道家谓之水厌。雁为天厌，犬为地厌。《卫生歌》云：雁行有序犬有义，黑鱼拱北知臣礼。人无礼义反食之，天地鬼神皆不喜。杨拱《医方摘要》云：除夕黄昏时，取大黑鳢鱼一尾，小者二三尾，煮汤浴儿，遍身七窍俱到，能免出痘。不可嫌腥，而以清水洗去也。如不信，留一手或一足不洗，遇出痘时，不洗处痘必多。此乃异人所传，不可轻易。《食医心镜》：鳢鱼一斤以上，和冬瓜、葱白作羹，治十种水气。

鳝鱼　宣，去风

甘，温。补五脏，除风湿。

尾血：疗口眼㖞邪。和少麝香，左㖞涂右，右㖞涂左，正即洗去。《千金》云：鳖血、鸡冠血和伏龙肝，并治口㖞。**滴耳治耳痛，滴鼻治鼻衄，点目治痘后生翳**。时珍曰：鳝善穿穴，与蛇同性，故能走经络，疗风邪及诸窍之病。风中血脉，用血主之，从其类也。

鳗鲡 补虚，杀虫

甘，平。去风杀虫。按：虫由风生，故风字从虫。**治骨蒸劳瘵，湿痹风瘙，阴户蚀痒**。皆有虫。张鼎云：其骨烧烟，蚊化为水，熏竹木，辟蛀虫。置衣箱，辟诸蠹。**补虚损**。有病瘵者，相染已死数人。乃取病者钉之棺中，弃于流水，永绝传染。渔人异之，开视，见一女子尚活，取置渔舍，多食鳗鲡，病愈，遂以为妻。《圣惠方》：鳗鲡淡炙食，治诸虫心痛，多吐，冷气上攻满闷。

蛈 音髻 蛇胆 泻热、明目、护心

蛈禀己土之气，胆属甲乙风木，气寒有小毒，其味苦而带甘。凉血明目，疗疳杀虫，主厥阴、太阴之病。肝木、脾土。

肉极腴美，主治略同。取胆粟许置水上，旋行极速者真。胆上旬近头，中旬近心，下旬近尾。能护心止痛，受杖时嚼之，杖多不死。

白花蛇 宣，祛风湿

甘、咸而温。蛇善行数蜕，如风之善行数变。花蛇又食石南，食石南藤花叶。石南辛苦治风。故能内走脏腑，外彻皮肤，透骨搜风，截惊定搐。治风湿瘫痪，大风疥癞。《开宝本草》云：治中风口面㖞邪，半身不遂。《经疏》云：前症定缘阴虚血少、内热而发，与得之风湿者殊异，白花蛇非所宜也，宜辨。凡服蛇酒药，切忌见风。

出蕲州。龙头虎口，黑质白花，胁有二十四方胜，腹有念珠斑，尾有佛指甲，虽死而眼光不枯。他产则否。头尾有毒，各去三寸。亦有单用头尾者。酒浸三日，去尽皮骨。大蛇一条，只得净肉四两。

乌梢蛇 宣，去风湿

功用同白花蛇，而性善无毒。

性善不噬物。眼光至死不枯，以尾细能穿百钱者佳。重七钱至一

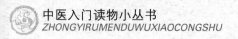
两者为上，十两至一镒者中，大者力减。去头与皮骨，酒煮或酥炙用。

蛇蜕 _{轻，宣，去风毒}

甘咸无毒。_{甄权：有毒。}性灵而能辟恶，故治鬼魅蛊毒。性窜而善去风，故治惊痫风疟，重舌，_{《圣惠方》烧末傅。}喉风。性毒而能杀虫，故治疥癣恶疮，疔肿痔漏。属皮而性善蜕，故治皮肤疮疡，产难目翳。

用白色如银者，皂荚水洗净，或酒、或醋、或蜜浸，炙黄用。或烧存性，或盐泥固煅，各随本方。

海狗肾 _{一名腽肭脐。补肾，助阳}

甘、咸，大热。补肾助阳。治虚损劳伤，阴痿精冷，功近苁蓉、锁阳。出西番，今东海亦有之。似狗而鱼尾。置器中长年湿润，腊月浸水不冻。置睡犬旁，犬惊跳者为真。_{或曰：连脐取下，故名脐。或曰：乃腽肭兽之脐也。昂按：两名不类，恐一是海鱼之肾。一是山兽之脐也。《纲目》以此条入兽部。}

穿山甲 _{一名鲮鲤。宣，通经络}

咸，寒，善窜。_{喜穿山。}专能行散，通经络，达病所。_{某处病，用某处之甲，更良。}入厥阴、阳明_{肝、胃}。治风湿冷痹。通经下乳，消肿溃痈，止痛排脓，和伤发痘。_{元气虚者慎用。}风疟疮科为要药。_{以其穴山寓水，故能出入阴阳，贯穿经络，达于营分，以破邪结，故用为使。}以其食蚁，又治蚁瘘。_{漏也，音闾，亦音漏。有妇人项下忽肿一块，渐延至颈。偶刺破，出水一碗，疮久不合。有道人曰：此蚁漏也，缘饭中误食蚁得之。用穿山甲，烧存性，为末，傅之立愈。刘伯温《多能鄙事》云：油笼渗漏，刮甲里肉靥投入，自至漏处补住。《永州记》云：不可于堤岸杀之，恐血入土，则岸堤渗漏。观此二说，其性之走窜可知矣。}痈疡已溃者忌服。

如鼍而短，似鲤有足。尾甲力更胜。或生或烧，酥炙、醋炙、童便炙、油煎、土炒，随方用。

海螵蛸 _{一名乌贼骨。宣，通经络，祛寒湿}

咸走血，温和血。入肝肾血分。通血脉，祛寒湿，治血枯，_{《内经》血枯，治之以乌鲗骨。}血瘕，血崩血闭，腹痛环脐，阴蚀肿痛，_{烧末酒服。}疟痢疳虫，目翳泪出，聤耳出脓。性能燥脓收水。为末，加麝少许，掺入。厥阴、少阴肝、肾经病。

出东海。亦名墨鱼。腹中有墨，书字逾年乃灭。常吐黑水，自罩其身，人即于黑水处取之。取骨，血①卤浸，炙黄用。恶附子、白及、白敛。能淡盐。

龟板 补阴，益血

甘，平，至阴，属金与水。补心益肾，滋阴资智。性灵，故资智通心、益肾以滋阴。治阴血不足，劳热骨蒸，腰脚酸痛，久泻久痢，能益大肠。久嗽痎疟，老疟也。或经数年，中有痞块，名疟母。癥瘕崩漏，五痔产难，为末酒服，或加芎、归、煅发。阴虚血弱之症。益阴清热，故治之。时珍曰：龟、鹿皆灵而寿。龟首常藏向腹，能通任脉，故取其甲，以补心、补肾、补血，以养阴也。鹿首常返向尾，能通督脉，故取其角，以补命、补精、补气，以养阳也。昂按：《本草》有鹿胶而不及龟胶，然板不如胶，诚良药也。合鹿胶，一阴一阳，名龟鹿二仙膏。

大者良。上下甲皆可用。酥炙或酒炙、猪脂炙，煅灰用。洗净搥碎，水浸三日用。桑柴熬膏良。自死败龟尤良，得阴气更全也。恶人参。

龟尿：走窍透骨，染须发，治哑聋。以镜照之，龟见其影，则淫发而尿出。或以猪鬃、松毛刺其鼻，尿亦出。

鳖甲 补阴，退热

咸，平，属阴，色青入肝。治劳瘦骨蒸，往来寒热，温疟疟母，疟必暑邪，类多阴虚之人，疟久不愈，元气虚羸，邪陷中焦，则结为疟母。鳖甲能益阴、除热而散结，故为治疟要药。腰痛胁坚，血瘕痔核，咸能软坚。经阻产难，肠痈疮肿，惊痫斑痘，厥阴血分之病。时珍曰：介虫阴类，故皆补阴。或曰：本物属金与土，故入脾肺而治诸症。

色绿九肋，重七两者为上。醋炙。若治劳，童便炙，亦可熬膏。

鳖肉：凉血补阴，亦治疟痢。煮作羹食，加生姜、砂糖，不用盐、酱，名鳖糖汤。恶矾石，忌苋菜、鸡子。鳖色青，故走肝益肾而除热。龟色黑，故通心入肾而滋阴。阴性虽同，所用略别。

---

① 血：诸本均作"鱼"。据《证类本草》，此为雷公之言，乃血卤浸汁。血卤，即血羹也。因改。

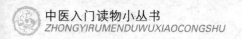

鳖胆味辣，可代椒解腥。

蟹 泻，散血

咸，寒。除热解结，散血通经，续筋骨。筋绝伤者，取蟹黄、足髓熬，内疮中，筋即续生。骨节脱离者，生捣，热酒调服，渣涂，半日，骨内谷谷有声即好。涂漆疮。能败漆。然寒胃动风。

蟹爪堕胎。产难及子死腹中者，服蟹爪汤即出。其螯烧烟，能集鼠于庭。中蟹毒者，捣藕节，热酒调服。腌蟹中入蒜则不沙。

虾 补阳

甘，温。托痘疮，下浮汁，吐风痰，中风症，以虾半斤，入姜、葱、酱料水煮，先吃虾，次吃汁，以鹅翎探引，吐出痰涎，随症用药。壮阳道。

牡蛎 涩肠，补水，软坚

咸以软坚、化痰，消瘰疬结核，老血瘕疝。涩以收脱，治遗精崩带，止嗽敛汗，或同麻黄根、糯米为粉扑身，或加入煎剂。固大小肠。微寒以清热补水，治虚劳烦热，温疟赤痢，利湿止渴，为肝肾血分之药。王好古曰：以柴胡引之，去胁下硬；茶引之，消颈核；大黄引之，消股间肿。以地黄为使，益精收涩，止小便利；以贝母为使，消积结。盐水煮一伏时，煅粉用。亦有生用者。贝母为使，恶麻黄、辛夷、吴茱萸，得甘草、牛膝、远志、蛇床子良。海气化成，纯雄无雌，故名牡。

蛤粉 涩

蛤蜊壳煅为粉。与牡蛎同功。海藏曰：肾经血分药。宋徽宗宠妃病痰嗽，面肿不寐。李防御治之，三日不效，当诛。李技穷忧泣，忽闻市人卖嗽药，一文一帖，吃了今夜得睡，色淡碧。李市之。恐药犷悍，先自试，觉无害，遂并三贴为一以进。妃服之，是夕寝安嗽止，面肿亦消。帝大悦，赐直万金。李不知其方，惧得罪，伺得市人，重价求之，乃蚌壳煅粉，少加青黛也。以淡虀水，加麻油数滴，调服。《圣惠方》：白蚬壳研粉，米饮调，治咳嗽不止。

肉：咸，冷。止渴解酒。牡蛎、蛤蜊、海蛤、文蛤，并出海中。大抵海物咸寒，功用略同。江湖蛤蚌，无咸水浸渍，但能清热利湿，不能软坚。

文蛤：背有花纹，兼能除烦渴，利小便。

瓦楞子 <small>即蚶壳。泻，消症，散痰</small>

甘，咸。消血块，散痰积。<small>煅红，醋淬三次，为末，醋膏丸，治一切气血症瘕。</small>

田螺 <small>泻热</small>

味甘，大寒。利湿清热，止渴<small>消渴</small>醒酒，利大小便。<small>能引热下行。熊彦诚病前后不通，腹胀如鼓，众医莫措。遇一异人曰：此易耳，奉施一药。即脱靴入水，探得一大螺，曰：事济矣。以盐和壳捣碎，帛系脐下一寸三分。曾未安席，耄然暴下。归访异人，无所见矣。董守约以脚气攻注，或教槌数螺系两股，便觉冷气趋下至足，既而亦安。</small>治脚气黄疸，噤口毒痢，<small>用螺加少麝捣饼，烘热贴脐下，引热下行，自然思食。</small>目热赤痛，<small>入盐花，取汁点之。</small>搽痔疮狐臭。

石决明 <small>泻风热，明目</small>

咸，平。除肺肝风热，青盲内障。水飞点目外障。亦治骨蒸劳热，通五淋，<small>能清肺肝故也，古方多用治疡疽。</small>解酒酸。<small>为末，投热酒中，即解。</small>

如蚌而扁，唯一片无对，七孔、九孔者良。盐水煮一伏时，或面裹煨熟，研粉极细，水飞用。恶旋覆。

真珠 <small>泻热，定惊</small>

甘、咸，性寒。感月而胎。<small>语云：上巳有风梨有蠹，中秋无月蚌无胎。</small>水精所孕。水能制火，入心肝二经。镇心安魂，<small>肝藏魂。昂曰：虽云泻热，亦藉其宝气也。大抵宝物多能镇心安魂，如金箔、琥珀、真珠之类。龙齿安魂，亦假其神气也。</small>坠痰拔毒，收口生肌。治惊热痘疔，下死胎胞衣。<small>珠末一两，苦酒服。</small>涂面好颜色，点目去翳膜，绵裹塞耳治聋。

取新洁未经钻缀者，乳浸三日，研粉极细用。<small>不细伤人脏腑。陆佃曰：蛤蚌无阴阳牝牡，须雀化成，故能生珠，专一于阴精也。</small>

蛤蚧 <small>补肺润肾，定喘止嗽</small>

咸，平。补肺润肾，益精助阳。治渴通淋，定喘止嗽，肺痿咯血，气虚血竭者宜之。<small>能补肺，益水上源。时珍曰：补肺止渴，功同人参。益气扶羸，功同羊肉。《经疏》曰：咳嗽由风寒外邪者不宜用。</small>

出广南。首如蟾蜍，背绿色，斑点如绵纹。雄为蛤，鸣声亦然，因声而名。皮粗口大，身小尾粗；雌为蚧，皮细口尖，身大尾小。雌雄相呼，屡日乃交，两两相抱，捕者擘之，虽死不开。房术用之甚效，不论牝牡者，只可入杂药。口含少许，奔走不喘者真。药力在尾。见人捕之，辄自啮断其尾，尾不全者不效。凡使去头足。雷敩曰：其毒在眼，用须去眼。洗去鳞内不净及肉毛，酥炙，或蜜炙、或酒浸焙用。

蜂蜜 亦名石蜜、岩蜜。补中，润燥，滑肠

草木精英，合露气以酿成。生性凉，能清热；熟性温，能补中。甘而和，故解毒。柔而滑，故润燥。甘缓可以去急，故止心腹肌肉、疮疡诸痛。甘缓可以和中，故能调营卫，通三焦，除众病，和百药，故丸药多用之。而与甘草同功。止嗽治痢，解毒润肠，最治痢疾。姜汁和服甚佳。明目悦颜。同薤白捣，涂汤火伤。煎炼成胶，通大便秘。乘热纳谷道中，名蜜煎导。然能滑肠，泄泻与中满者忌用。

以白如膏者良。汪颖曰：蜜以花为主。闽广蜜热，川蜜温，西蜜凉。按：宣州有黄连蜜，味小苦，点目热良。西京有梨花蜜，色白如脂。用银石器，每蜜一斤，入水四两，桑火慢熬，掠出浮沫，至滴水成珠用。忌葱、鲊、莴苣同食。昂按：生葱同蜜食杀人，而莴苣蜜渍点茶者颇多，未见作害，岂腌过则无患乎？抑药忌亦有不尽然者乎？

黄蜡：甘，温。止痛生肌，疗下痢，蜜质柔性润，故滑肠胃；蜡质坚性涩，故止泻痢。续绝伤。按：蜜、蜡皆蜂所酿成，而蜜味至甘，蜡味至淡。故今人言无味者，谓之嚼蜡。

露蜂房 宣，解毒，杀虫

甘，平，有毒。治惊痫瘛疭，附骨痈疽，根在脏腑。和蛇蜕、乱发，烧灰酒服。按：附骨疽不破，阴附成脓，故名。不知者误作贼风治。附骨疽痛处发热，四体乍热乍寒，小便赤，大便秘而无汗，泻热发散则消。贼风痛处不热，亦不发寒热，觉身冷，欲得热熨则少宽，时有汗，宜风药治之。涂瘰疬成瘘。音漏。炙研，猪脂和涂。止风虫牙痛。煎水含嗽。时珍曰：阳明药也，取其以毒攻毒，兼杀虫之功耳。傅小儿重舌。烧灰酒和傅舌下，日数次。起阴痿。烧灰傅阴上。

取悬于树、受风露者，炙用。治痈肿，醋调涂。洗疮，煎用。

僵蚕 轻，宣，去风，化痰

辛、咸，微温。僵而不腐，得清化之气，故能治风化痰，散结行经。蚕病风作僵，故因以治风，能散相火逆结之痰。其气味俱薄，轻浮而升，入肺肝胃三经。治中风失音，头风齿痛，喉痹咽肿，炒为末，姜汤调下一钱，当吐出顽痰。丹毒瘙痒，皆风热为病。瘰疬结核，痰疟血病，崩中带下，风热乘肝。小儿惊疳，肤如鳞甲。由气血不足，亦名胎垢，煎汤浴之。下乳汁，灭瘢痕。若诸症由于血虚而无风寒客邪者勿服。

以头蚕色白条直者良。糯米泔浸一日，待桑涎浮出，漉起焙干，拭净肉毛口甲，捣用。恶桑螵蛸、茯苓、茯神、桔梗、草薢。

蚕茧：甘，温。能泻膀胱相火，引清气上朝于口，止消渴。蚕与马，并属午，为离，主心。作茧退藏之际，故缲丝汤饮之，能抑心火而治消渴。痈疽无头者，烧灰酒服。服一枚出一头，二枚出二头。

雄蚕蛾：气热性淫，主固精强阳，交接不倦。蚕退纸烧存性，入麝少许，蜜和，敷走马牙疳，加白矾尤妙。《百一方》：蚕纸烧灰，酒水任下，能治邪祟、发狂、悲泣。

原蚕砂 燥湿，去风

蚕食而不饮，属火性燥，燥能去风胜湿。《经》曰：燥胜风，燥属金，风属木也。其砂辛、甘而温。炒黄浸酒，治风湿为病，支节不随，皮肤顽痹，腰脚冷痛，冷血瘀血。史国公药酒中用之。炒热熨患处亦良。寇氏曰：醇酒三升，拌蚕砂五斗，蒸热铺暖室席上，令患冷风气痹人以患处就卧，厚覆取汗。不愈，间日再作，须防昏闷。麻油调敷，治烂弦风眼。目上下胞属脾。脾有风湿，则虫生弦烂。又新瓦炙为末，少加雄黄，麻油调敷，治蛇串疮。有人食乌梢蛇，浑身变黑，渐生鳞甲，见者惊缩。郑奠一令日服晚蚕砂五钱，尽一二斗，久之乃退。

晚蚕矢也。淘净晒干。

桑螵蛸 补肾

甘，咸。入肝、肾、命门，益精气而固肾。治虚损阴痿，梦遗白浊，血崩腰痛，伤中疝瘕。肝肾不足。通五淋，缩小便。能通故能缩。肾与膀胱相表里，肾得所养，气化则能出，故能通；肾气既固，则水道安常，故又能止也。寇宗奭治便数，有桑螵蛸散：桑螵蛸、茯神、远志、菖蒲、人参、当归、龙骨、鳖甲醋炙，各一两，为末。卧时人参汤下二钱，能补心安神，亦治健忘。炙饲小儿，止夜尿。

螳螂卵也。桑树产者为好。房长寸许，有子如蛆。芒种后齐出，故仲夏螳螂生也。如用他树者，以桑皮佐之。桑皮善行水，能引达肾经。炙黄，或醋煮、汤泡煨用。畏旋覆花。螳螂能出箭镞。螳螂一个，巴豆半个，研傅伤处。微痒且忍，极痒乃撼拔之。以黄连贯众汤洗，石灰傅之。《杨氏方》用螳螂，镞出后，傅生肌散。螳螂、蜣螂，皆治惊风，今人罕用。蜣螂兼治腹胀便闭、下痢脱肛、疮疽虫痔。

蝉蜕　<small>轻，散风热</small>

蝉乃土木余气所化，饮风露而不食。其气清虚而味甘寒，故除风热。其体轻浮，故发痘疹。其性善蜕，故退目翳，催生下胞。其蜕为壳，故治皮肤疮疡瘾疹。与薄荷等分为末，酒调服。其声清响，故治中风失音。又昼鸣夜息，故止小儿夜啼，

蝉类甚多，惟大而色黑者入药。洗去泥土、翅足，浆水煮，晒干用。攻毒全用。

蚱蝉：治小儿惊痫夜啼，杀疳去热，出胎下胞。时珍曰：治皮肤疮疡风热，当用蝉蜕；治脏腑经络，当用蝉身。各从其类也。

五倍子　<small>涩，敛肺</small>

酸、咸。其性涩，能敛肺；其气寒，能降火。生津化痰，止嗽止血，敛汗，郑赞寰【郑赞寰，莫一孙也】曰：焙研极细，以自己漱口水调敷脐上，治盗汗如神。解酒，疗消渴泄痢，疮癣五痔，下血脱肛，脓水湿烂，子肠坠下，散热毒，消目肿。煎水洗之。敛疮口。热散，疮口自敛。其色黑，能染须。丹溪曰：倍子属金与水，嚼之善收顽痰，解热毒。黄昏咳嗽，乃火浮肺中，不宜用凉药，宜五倍、五味，敛而降之。《医学纲目》云：王元圭虚而滑精，屡与加味四物汤，吞河间秘真丸及真珠粉丸，不止。后用五倍子一两，茯苓二两，丸服，遂愈。此则倍子敛涩之功，敏于龙骨、蛤粉也。昂按：凡用秘涩药，能通而后能秘。此方用茯苓倍于五倍，一泻一收，是以能尽其妙也。嗽由外感，泻非虚脱者禁用。

生盐肤木上，乃小虫食汁，遗种结球于叶间。故主治之症，与盐肤子叶同功。壳，轻脆而中虚，可以染皂。或生、或炒用。

白蜡　<small>外用生肌</small>

甘温属金。生肌止血，郑赞寰曰：汪御章年十六，常患尿血，屡医不效。予以

白蜡加入凉血滋肾药中，遂愈。定痛补虚，续筋接骨。外科要药。

斑蝥 _{大泻，以毒攻毒}

辛寒有毒。外用蚀死肌，傅疥癣恶疮；内用破石淋，拔瘰疬疔肿，_{杨登甫云：瘰疬之毒，莫不有根。大抵治以斑蝥、地胆为主。制度如法，能令其根从小便出，如粉片血块烂肉，此其验也。以木通、滑石、灯心辈导之。斑蝥捕得，屁射出，臭不可闻。故奔走下窍，直至精溺之处，能下败物，痛不可当，用须斟酌。}下猘犬毒，_{九死一生之候，急用斑蝥七枚，去头翅足，糯米炒黄为末，酒煎，空心下，取下小狗三四十枚，如数少再服。又方，糯米一勺，斑蝥二十一枚，分三次，炒至青烟为度。去蝥，取米为粉，冷水入清油少许，空心下。取利下毒物，如不利再进。愈后忌闻钟鼓声，复发则不可治。服之肚痛急者，靛汁或黄连水解之。}溃肉_{肌肉近之则烂，}堕胎。

豆叶上虫，黄黑斑文。去头足，糯米炒熟，生用则吐泻人。亦有用米取气不取质者。畏巴豆、丹参，恶甘草、豆花。_{斑蝥、芫青、葛上亭长、地胆四虫，形色不同，功略相近。食芫花为芫青，青绿色尤毒，春生；食葛花为亭长，黑身赤头，夏生；食豆花为斑蝥，斑色，秋生；冬入地为地胆，黑头赤尾。陶隐居云：乃一物而四时变化者。苏恭云：非也，皆极毒，须慎用。}

蝎 _{宣，去风}

辛、甘，有毒。色青属木，故治诸风眩掉，_{皆属肝木。}惊痫搐掣，口眼㖞邪，_{白附、僵蚕、全蝎等分为末，名牵正散。酒服二钱，甚效。}疟疾风疮，耳聋带疝，_{厥阴风木之病。东垣曰：凡疝气带下，皆属于风。蝎为治风要药，俱宜加而用之。汪机曰：破伤风，宜以全蝎、防风为主。}类中风、慢脾惊属虚者忌用。

全用去足焙，或用尾，尾力尤紧。形紧小者良。_{人被蝎者，涂蜗牛即解。}

蜈蚣 _{宣，去风}

辛，温，有毒。入厥阴肝经。善走能散，治脐风撮口，_{炙末，猪乳调服。}惊痫瘰疬，蛇癥，_{能制蛇。}疮甲，_{趾甲内恶肉突出，俗名鸡眼睛。蜈蚣焙研敷之，以南星末醋调，敷四围。}杀虫，_{古方治痒嗽多用之。}堕胎。

取赤足黑头者，火炙，去头足尾甲，将荷叶火煨用，或酒炙。畏蜘蛛、蜒蚰，_{不敢过所行之路，触着即死。}鸡屎、桑皮、盐。_{中其毒者，以桑汁、盐、蒜涂之。被咬者，捕蜘蛛置咬处，自吸其毒。蜘蛛死，放水中，吐而活之。}

蟾蜍 即癞虾蟆。泻，杀疳，拔毒

蟾，土精而应月魄。辛，凉，微毒。入阳明胃。发汗退热，除湿杀虫。治疮疽发背，未成者，用活蟾蜍系疮上。半日，蟾必昏愦。置水中救其命，再易一个，三易则毒散矣。势重者，剖蟾蜍合疮上，不久必臭不可闻。如此二三易，其肿自愈。小儿劳瘦疳疾。

蟾酥：辛，温，大毒。助阳气，治疗肿发背，小儿疳疾脑疳。即蟾蜍眉间白汁，能烂人肌肉，惟疗疮或合他药服一二厘，取其以毒攻毒。脑疳，乳和滴鼻中。外科多用之。蟾蜍肪涂玉，刻之如蜡。【肪，音方，脂也】。

白颈蚯蚓 泻热，利水

蚓，土德而星应轸水。味性咸寒，故能清热。下行故能利水。治温病大热狂言，大腹黄疸，肾风脚气。苏颂曰：脚气必须用之为使。

白颈者乃老蚯蚓。治大热，捣汁，井水调下。入药或晒干为末，或盐化为水，或微炙，或烧灰，各随本方。中其毒者，盐水解之。张将军病蚯蚓咬毒，每夕蚓鸣于体，浓煎盐水浸身，数过而愈。

蚯蚓泥即蚯蚓屎：甘，寒。泻热解毒。治赤白久痢，傅小儿阴囊热肿，肿腮丹毒。

五谷虫 即粪蛆。泻热，疗疳

寒。治热病谵音占，妄语妄，毒痢作吐，小儿疳积疳疮。漂净晒干，或炒，或煅为末用。

人部

发 一名血余。补，和血

发者血之余。味苦，微寒。入足少阴、厥阴肾、肝。补阴消瘀，通关格，利二便。治诸血疾，能去心窍之血，故亦治惊痫。血痢血淋，舌血，煅末，茅根汤服。鼻血，烧灰吹鼻。转胞不通，烧灰服。小儿惊热，合鸡子黄煎为汁服。鸡子能去风痰。合诸药煎膏，凉血去瘀长肉。发属心，裹火气而上生；眉属

肝，禀木气而侧生；须属肾，禀水气而下生。或曰发属肝，禀木气而上生；眉属金，禀金气而横生。金无余气，故短而不长。至老金气钝，则眉长矣。昂按：肺主皮毛，毛亦短而不长者也，何以独无所属乎？毛既为肺之合，自当属肺、属金。眉当属肝、属木，以其侧生象木枝也。此乃臆说，附质明者。《经》曰：肾者，精之处也，其华在发。王冰注曰：肾主髓、脑者，髓之海；发者，脑之华。脑髓减，则发素。【《内经》：脑为髓海，冲为血海，命门为精海，丹田为气海，胃为水谷之海】时珍曰：发入土，千年不朽。以火煅之，凝为血质。煎炼至枯，复有液出。误吞入腹，化为癥虫；煅炼服食，使发不白。故《本经》有自还神化之称。陈藏器曰：生人发挂果树上，则乌鸟不敢来。又人逃走，取其发于纬车上转之，则迷乱不知所适，此皆神化。《子母秘录》：乱发烧灰，亦治尸疰。猪脂调涂小儿燕口，即两角生疮也。宋丞相王郇公，小腹切痛，备治不效。用附子、硫黄、五夜叉丸之类，亦不瘥。张驸马取妇人油头发，烧灰研筛，酒服二钱，其痛立止。

皂荚水洗净，入罐固煅存性用。胎发尤良，补衰溺。头垢：治淋及噎膈劳复。

人牙 宣，发痘

咸，温，有毒。治痘疮倒靥。《痘疹论》：出不快而黑陷者，蒯猪血调下一钱。服凉药而血涩倒陷者，麝香酒调服。时珍曰：欲其窜入肾经，发出毒气，盖劫剂也。若伏毒在心，不省人事，气虚色白，痒塌无脓，及热痱紫泡之症，只宜补虚解毒。苟误服此，则郁闷声哑，反成不救。

煅退火毒，研用。

人乳 补虚，润燥

甘，咸。润五脏，补血液，止消渴，泽皮肤，治风火症。切庵曰：老人便秘，服人乳最良。本血所化，目得血而能视，用点赤涩多泪。热者，黄连浸点。然性寒滑，脏寒胃弱人不宜多服。时珍曰：人乳无定性。其人和平，饮食冲淡，其乳必平。其人躁暴，饮酒食辛，或有火病，其乳必热。又有孕之乳为忌乳，最有毒，小儿食之吐泻，成疳魃之病，内亦损胎。昂按：乳乃阴血所化，生于脾胃，摄于冲任。未受孕则下为月水，既受孕则留而养胎，已产则变赤为白，上为乳汁，以食小儿，乃造化之玄微也。服之益气血，补脑髓，所谓以人养人也。然能滑肠、湿脾、腻膈，天设之以为小儿，非壮者所当常服。唯制为粉，则有益无损。又须旋用，久则油膻。须用一妇人之乳为佳，乳杂则其气杂。乳粉、参末等分蜜丸，名参乳丸，大补气血。

取年少无病妇人乳、白而稠者，如儿食良。黄赤清色、气腥秽者，并不堪用。或暴晒，用茯苓粉收，或水顿取粉尤良。取粉法：小锅烧

水滚，用银瓢如碗大，_{锡瓢亦可。}倾乳少许入瓢，浮滚水上顿，再浮冷水上，立干，刮取粉用。再顿再刮，如摊粉皮法。

紫河车　_{即胞衣，一名混沌皮。大补气血}

甘咸性温。本人之血气所生，故能大补气血，治一切虚劳损极，_{虚损：一损肺，皮槁毛落；二损心，血脉衰少；三损脾，肌肉消脱；四损肝，筋缓不收；五损肾，骨痿不起。六极，曰气极、血极、筋极、肌极、骨极、精极。}恍惚失志癫痫。

以初胎及无病妇人者良。有胎毒者害人。以银器插入，焙煮，不黑则无毒。长流水洗极净，酒蒸焙干研末。或煮烂捣碎入药。_{如新瓦炙者，反损其精汁。}亦可调和煮食。_{李时珍曰：崔行功《小儿方》云：胞衣宜藏天德月德吉方，深埋紧筑。若为猪狗食，令儿癫狂；蝼蚁食，令儿疮癣；鸟雀食，令儿恶死；弃火中，令儿疮烂；近社庙、井、灶、街巷，皆有所忌。此亦铜山西崩，洛钟东应，自然之理。今人以之炮炙入药，虽曰以人补人，然食其同类，独不犯崔氏之戒乎？以故本集如天灵盖等，概不入录。}

童便　_{一名还元水。饮自己溺，名轮回酒。平，泻火，补阴，散瘀血}

咸，寒。_{时珍曰温。}能引肺火下行从膀胱出，乃其旧路，降火滋阴甚速。润肺散瘀。_{咸走血。}治肺痿失音，吐衄损伤，_{凡跌打损伤、血闷欲死者，擘开口以热尿灌之，下咽即醒。一切金疮受杖，并宜用之，不伤脏腑。若用他药，恐无瘀者，反致误人矣。}胞胎不下。_{皆散瘀之功。}凡产后血运，败血入肺，阴虚久嗽，火蒸如燎者，惟此可以治之。_{晋·褚澄《劳极论》云：降火甚速，降血甚神。饮溲溺百无一死，服寒凉药百无一生。}

取十二岁以下童子，少知识，无相火。不食荤腥酸咸者佳。去头尾，取中间一节清澈如水者用，当热饮，热则真气尚存，其行自速，冷则惟有咸寒之性。入姜汁_{行痰}、韭汁_{散瘀}更好。冬月用汤温之。_{李士材曰：炼成秋石，真元之气渐失，不及童便多矣。《普济方》：治目赤肿痛，用自己小便，乘热抹洗，即闭目少顷。此以真气退其邪热也。}

秋石　_{补肾水，润三焦}

咸，温。滋肾水，润三焦，养丹田，安五脏，退骨蒸，软坚块。治虚劳咳嗽，白浊遗精，为滋阴降火之圣药。若煎炼失道，多服误服，反生燥渴之患。咸能走血，且经煅炼，中寓暖气，使虚阳妄作，则真水愈亏。

《蒙筌》曰：每月取童便，每缸用石膏七钱，桑条搅澄，倾去清液，如此二三次，乃入秋露水搅澄。故名秋石。如此数次，滓秽净，咸味减，以重纸铺灰上晒干。刮去在下重浊，取轻清者为秋石。世医不取秋时，杂收人溺，以皂荚水澄晒为阴炼，火煅为阳炼，尽失于道，安能应病？况经火炼，性却变温耶！秋石再研入罐，铁盏盖定，盐泥固济升打。升起盏上者名秋冰。味淡而香，乃秋石之精英也。《保寿堂方》：用童男童女小便，各炼成秋石，其色如雪，和匀加乳汁，日晒夜露，取日精月华，干即加乳。待四十九日足，收贮配药。《摘玄》云：肿胀忌盐，只以秋石拌饮食佳。

人中黄 泻热

甘，寒，入胃。清痰火，消食积，大解五脏实热。治天行热狂，痘疮血热，黑陷不起。

内甘草末于竹筒，紧塞其孔，冬月浸粪缸中。至春取出洗，悬风处阴干，取甘草用。亦有用皂荚末者。竹须削去青皮。一云即粪缸多年黄垽，煅存性用。

粪清 一名金汁。泻大热

主治同人中黄。

用棕皮棉纸，上铺黄土，淋粪滤汁，入新瓮，碗覆，埋土中一年，清若泉水，全无秽气。用年久者弥佳。野间残粪下土，筛傅痈疽，如冰着背。

人中白 泻火

咸，平。降火散瘀，治肺瘀鼻衄，刮人中白，新瓦火上逼干，调服即止。劳热消渴，痘疮倒陷，牙疳口疮。

即溺垽，煅研用。以蒙馆童子便桶、山中老僧溺器刮下者，尤佳。

药名索引